ANATOMIA DO TÊNIS

ANATOMIA DO TÊNIS

E. Paul Roetert

Mark S. Kovacs

Manole

Título original em inglês: *Tennis Anatomy*
Copyright © 2011 by United States Tennis Association
Publicado mediante acordo com a Human Kinetics, EUA.

Este livro contempla as regras do Novo Acordo Ortográfico da Língua Portuguesa.

Editor gestor: Walter Luiz Coutinho
Editora de traduções: Denise Yumi Chinem
Produção editorial: Priscila Pereira Mota Hidaka e Cláudia Lahr Tetzlaff
Assistência editorial: Jonathan Souza de Deus

Tradução: Carlos Ugrinowitsch
     Professor Livre-Docente da Escola de Educação Física e Esporte da Universidade de São Paulo (EEFE-USP)
Revisão de tradução e revisão de prova: Depto. editorial da Editora Manole
Diagramação: TKD Editoração Ltda.
Adaptação da capa para a edição brasileira: Depto. de arte da Editora Manole

Dados Internacionais de Catalogação na Publicação (CIP)
(Câmara Brasileira do Livro, SP, Brasil)

Roetert, E. Paul
    Anatomia do tênis / E. Paul Roetert, Mark S.
Kovacs ; [tradução Carlos Ugrinowitsch]. --
Barueri, SP : Manole, 2015.

    Título original: Tennis anatomy
    ISBN 978-85-204-3456-7

    1. Tênis - Treinamento I. Kovacs, Mark S.
II. Título.

14-06249   CDD-796.342

Índices para catálogo sistemático:
1. Tênis : Treinamento : Esporte 796.342

Nenhuma parte deste livro poderá ser reproduzida, por qualquer processo,
sem a permissão expressa dos editores.
É proibida a reprodução por xerox.
A Editora Manole é filiada à ABDR – Associação Brasileira de Direitos Reprográficos.

Edição brasileira – 2015

Direitos em língua portuguesa adquiridos pela:
Editora Manole Ltda.
Av. Ceci, 672 – Tamboré
06460-120 – Barueri – SP – Brasil
Tel.: (11) 4196-6000 – Fax: (11) 4196-6021
www.manole.com.br
info@manole.com.br

Impresso no Brasil
Printed in Brazil

Nota: Foram feitos todos os esforços para que as informações contidas neste livro fossem o mais precisas possível.
Os autores e os editores não se responsabilizam por quaisquer lesões ou danos decorrentes da aplicação das
informações aqui apresentadas. É aconselhável a supervisão de um profissional ao realizar os exercícios.

SUMÁRIO

Prefácio VII

Agradecimentos IX

Sobre os autores XI

CAPÍTULO 1 O JOGADOR DE TÊNIS EM MOVIMENTO 1

CAPÍTULO 2 OMBROS 23

CAPÍTULO 3 BRAÇOS E PUNHOS 45

CAPÍTULO 4 TÓRAX 67

CAPÍTULO 5 COSTAS 83

CAPÍTULO 6 CORE E TRONCO 99

CAPÍTULO 7 MEMBROS INFERIORES 119

CAPÍTULO 8 FORTALECIMENTO ROTACIONAL 145

CAPÍTULO 9 EXERCÍCIOS DE MOVIMENTAÇÃO . . .165

CAPÍTULO 10 LESÕES MAIS COMUNS NO TÊNIS . 181

Índice de exercícios 201

PREFÁCIO

Esta obra foi escrita tanto para tenistas profissionais como para jogadores recreacionais. Muitos livros sobre o tema enfatizam a aptidão física ou a força e o condicionamento. *Anatomia do tênis* vai além, focando nos "porquês" e em "como" você deve se condicionar para jogar tênis. Neste livro, são destacados os diferentes músculos envolvidos em cada um dos golpes praticados no tênis e os treinos mais adequados para cada grupo muscular, como parte da ampla abordagem de treinamento específico dessa modalidade.

Com apoio da United States Tennis Association (USTA), nós fornecemos as informações mais atualizadas e relevantes disponíveis sobre condicionamento de tênis. Como uma entidade nacional, a USTA tem a responsabilidade de fazer o tênis crescer e se desenvolver. Por meio do programa de desenvolvimento dos jogadores, a USTA apresenta as mais recentes técnicas de treinamento com jogadores profissionais nos Estados Unidos. Tal missão nos encorajou a assumir este projeto e tornar esses métodos de treinamento baseados na anatomia do tênis disponíveis ao público.

O tênis já foi considerado um esporte que pode ser jogado por pessoas de 8 a 80 anos, mas esse âmbito se expandiu por causa dos novos métodos de treinamento. A USTA oferece programas para jogadores de 10 anos ou menos, que aprendem o esporte utilizando equipamentos adaptados. Além disso, oferecem torneios nos EUA para jogadores de 90 anos ou mais. Isso atesta os enormes benefícios para a saúde, condicionamento físico, coordenação e bem-estar psicológico que são propiciados pelo esporte. Claramente, ser um jogador bem condicionado de tênis pode propiciar uma longa carreira nesse esporte.

É evidente que o número de anos que alguém pode jogar é somente um dos aspectos do prazer do jogo. A qualidade do jogo também é significativamente aperfeiçoada por meio de bons treinos e condicionamento. Este é o verdadeiro foco deste livro. Se você está entrando em forma para participar de um torneio, fazendo teste para a seleção de tênis da escola ou da universidade ou querendo fazer parte de competições de alto nível, este livro lhe fornece informações atualizadas e práticas para o treinamento, baseadas nas últimas pesquisas disponíveis.

O primeiro capítulo fornece uma visão ampla e profunda das demandas do esporte, a relação entre os tipos de superfície das quadras e os estilos de jogo, a anatomia de cada um dos golpes de tênis e as considerações psicológicas para o planejamento de um programa de treinamento. Os capítulos 2 a 7 explicam de maneira sistemática o papel de cada uma das principais partes do corpo no jogo de tênis, focando na anatomia muscular e sua relação com os golpes, e fornecendo exercícios específicos. Cada exercício inclui uma sessão focada no tênis que enfatiza como o exercício traduz diretamente a melhora da execução do golpe em quadra ou do movimento. Do capítulo 8 ao 10 um formato similar enfatiza a importância da rotação do corpo, habilidades de movimentação e prevenção de lesões, respectivamente. As ilustrações anatômicas que acompanham os exercícios têm códigos coloridos para indicar os músculos primários e secundários destacados em cada exercício ou movimento.

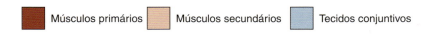

Você irá desfrutar e se beneficiar das informações contidas nesta obra. Desafie-se a aprender mais sobre a anatomia do seu corpo, assim como sobre os golpes de tênis, e melhorar seu jogo adicionando métodos de condicionamento específicos para o tênis ao seu treinamento. Incorporando essas técnicas de treino, você certamente será capaz de elevar o nível da sua técnica.

AGRADECIMENTOS

Este livro não teria sido possível sem a dedicação, treinamento e apoio que recebemos ao longo dos anos dos especialistas em ciência e medicina do esporte que cruzaram os nossos caminhos. Todos os nossos pensamentos e ideias foram moldados por esses profissionais dedicados, por meio de cursos, encontros individuais, publicações e conferências. Não podemos nomear todos, mas estamos realmente em débito com eles.

Outro grupo de pessoas fundamentais em nossas vidas é formado pelos inúmeros treinadores e instrutores profissionais de tênis que têm nos ensinado e ajudado não só no treinamento de jogadores mas também no ensino do treinamento.

A Human Kinetics teve a ideia e nos procurou, e a United States Tennis Association (USTA) nos permitiu assumir este projeto. Apreciamos muito a oportunidade que ambas as organizações nos proporcionaram. O Boca West Country Club nos disponibilizou suas quadras de tênis e academia, pelas quais agradecemos muito.

Finalmente, gostaríamos de agradecer nossos familiares, particularmente a esposa do Paul, Barbara, e a esposa do Mark, Mary Jo, pelo apoio e encorajamento.

SOBRE OS AUTORES

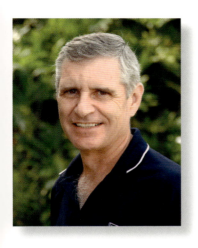

E. Paul Roetert, PhD, é CEO da American Alliance for Health, Physical Education, Recreation, and Dance (AAHPERD), onde é responsável pela promoção de liderança, pesquisa, instrução e melhores práticas nas profissões que apoiam um estilo de vida criativo, saudável e ativo.

Antes de ocupar esse cargo, Roetert foi diretor administrativo do programa de desenvolvimento de jogadores na United States Tennis Association (USTA) e diretor de torneios do U.S. Open Junior Tennis Championships de 2002 a 2009. Também atuou como diretor executivo do American Sport Education Program (ASEP) e como administrador de ciência do esporte na USTA, onde desenvolveu o programa de ciência do esporte.

Roetert possui inúmeras publicações cuja abordagem é o tênis, incluindo diversos livros de sua autoria, mais de 20 capítulos em obras nas quais foi colaborador e mais de 100 artigos. É membro associado (Fellow) da American College of Sports Medicine e mestre certificado (Master Professional) da United States Professional Tennis Association (USPTA) com o título de profissional honorário do Professional Tennis Registry (PTR). Roetert também recebeu em 2002 da International Tennis Hall of Fame o prêmio de mérito educacional por serviços excepcionais ao tênis. É PhD em biomecânica pela Universidade de Connecticut.

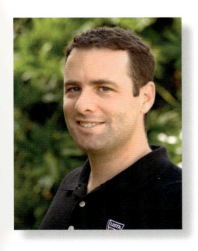

Mark S. Kovacs, PhD, é gerente sênior de ciência do esporte e formação de instrutores da United States Tennis Association (USTA). Foi campeão universitário na categoria de duplas da NCAA e da All-American na Universidade de Auburn. Depois de jogar profissionalmente, seguiu seu trabalho acadêmico realizando pesquisas específicas relacionadas ao tênis e concluindo sua formação em ciência do exercício e obtendo PhD em fisiologia do exercício.

Kovacs já publicou suas pesquisas em diversos jornais científicos bem conceituados e as apresentou em conferências nacionais e internacionais. É um dos autores do livro sobre condicionamento para o tênis *Tennis Training: Enhancing On-Court Performance* ["Treinamento para o tênis: como melhorar seu desempenho em quadra"]. Também atua como treinador especialista em força e condicionamento físico para tenistas profissionais, incluindo atletas que participaram de todos os torneios Grand Slam.

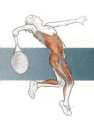

CAPÍTULO 1
O JOGADOR DE TÊNIS EM MOVIMENTO

Tenistas de elite fazem o esporte parecer fácil e natural. Comparando com eles, suas habilidades em movimentação, golpes e aptidão física podem deixar algo a desejar. Bons treinadores podem ajudá-lo a aprimorar sua técnica e preparo físico, mas tenha em mente que existem muitas diferenças individuais, até no nível profissional. Você pode constatar que Roger Federer e Rafael Nadal não jogam exatamente da mesma forma. Eles de fato têm em comum o desejo de aperfeiçoar suas habilidades, e o impulso de continuar a melhorar a preparação tanto técnica como física. Uma técnica apropriada, contudo, só pode ser alcançada se você for capaz de produzir todos os movimentos necessários ao longo da amplitude de movimento exigida para posicionamento e execução de golpes ideais.

O tênis exige força, flexibilidade, potência, resistência e velocidade. Cada um desses componentes exige um sistema muscular bem treinado. Além disso, cada tipo de piso propicia um desafio diferente. Por exemplo, a quadra de saibro exige que os atletas joguem ralis mais longos – algumas vezes 20% mais longos – em relação a quadras duras, e quadras de grama são ainda mais rápidas que a maioria das quadras duras. Assim sendo, jogadores que usualmente jogam em quadras de saibro devem treinar resistência muscular, enquanto jogadores que jogam em pisos mais rápidos, como as quadras duras ou de grama, podem se beneficiar de treinamentos mais voltados à potência muscular, ou pelo menos a uma combinação de resistência e potência.

O tênis é um esporte para toda a vida, e o objetivo para muitos de nós é continuar a melhorar nosso desempenho e nos manter livres de lesões, seja jogando por recreação, em torneios, no nível universitário ou até no profissional. A melhor maneira de fazê-lo é treinar de maneira efetiva e usar a técnica apropriada, procurando produzir golpes eficientes. Considere as demandas do tênis, mas não se esqueça de seu estilo de jogo único e de sua estrutura corporal.

Demandas físicas do tênis

Habilidades de movimentação apropriadas são cruciais para o sucesso no tênis. Um tenista de sucesso deve ser capaz de chegar à bola com antecedência e se preparar de forma apropriada. Geralmente, isso exige muitas etapas de ajustes conforme você vai reconhecendo a trajetória, rotação (*spin*) e velocidade da bola que chega. O tênis é frequentemente caracterizado como um "jogo de emergências". Ele envolve movimento constante, explosões curtas e frequentes mudanças de direção. Em média, de 3 a 5 mudanças de direção são exigidas por ponto, e não é incomum que os jogadores executem mais de 500 mudanças de direção durante uma única partida ou treino. As partidas podem durar várias horas, o que exige aptidão aeróbia, mas corridas curtas, movimentos explosivos e mudanças de direção são claramente anaeróbios. Assim sendo, tanto o sistema cardiorrespiratório quanto o muscular devem ser treinados, por meio do uso de padrões de movimento representativos daqueles observados durante uma partida.

Um importante foco do programa de treinamento para desenvolvimento de jogadores da USTA (United States Tennis Association) é uma boa movimentação e posicionamento. Está claro que se você não conseguir alcançar a bola e se posicionar apropriadamente, você não acertará a bola da maneira mais equilibrada para produzir um golpe potente. Os membros inferiores são a primeira ligação na transferência de força entre a parte inferior e a parte superior do corpo. Isso é parte do sistema de ligação cinética, ou cadeia cinética. A terceira Lei de Newton diz que para cada ação há uma reação igual e oposta. Quando você golpeia uma bola de tênis, seu pé empurra o chão e este empurra seu pé de volta. Isso permite que você transfira força de uma parte do corpo para outra através dos pés, quadril, tronco e braço, até a raquete. O segredo é fazê-lo da maneira mais eficiente e efetiva, sincronizando corretamente o movimento dos segmentos, sem deixar nenhum de fora, e preparando seu corpo para ser forte e flexível o suficiente para lidar com os estresses impostos. Técnica e preparação adequadas devem andar lado a lado. A parte inferior do corpo, o tronco (core) e a parte superior são importantes no tênis, mas cada segmento tem diferentes necessidades e exigências de treinamento.

Treinar os membros inferiores é vital para movimentos eficientes em quadra. Pesquisas mostram que os músculos de ambos os membros inferiores sofrem igual sobrecarga na prática do tênis, de modo que os programas de treinamento devem refletir essa tendência. Uma vez que a vasta maioria dos movimentos de tênis são laterais, é importante focar de 60 a 80% do treino nesses padrões de movimento. Em outras palavras, trabalhar movimentos laterais incorporando os músculos abdutores, que movem a perna para longe do centro do corpo, e os músculos adutores, que trazem a perna de volta para o centro do corpo, é no mínimo tão importante quanto treinar os outros grupos musculares dos membros inferiores.

Quando for treiná-lo, pense no abdome como um cilindro. Os exercícios devem ser planejados para movimentar a parte anterior, a posterior e as laterais do tronco em múltiplos planos de movimento. Golpes de tênis exigem movimentos rotacionais, assim como de flexão e extensão, frequentemente todos de uma só vez.

O lado dominante da parte superior do corpo está muito mais envolvido em cada golpe que o lado não dominante. Assim, além de treinar o lado dominante para objetivos de desempenho, você precisa treinar o lado não dominante para efeitos de equilíbrio e prevenção de lesões. Uma vez que o jogo tende a ser dominado por saques e forehands[1], que envolvem os músculos anteriores dos ombros e do tórax, certifique-se de treinar os músculos posteriores dos ombros e das costas. Durante forehands e saques, esses músculos realizam contrações excêntricas, ou em alongamento, e contrações concêntricas, ou em encurtamento, durante o golpe de backhand[2].

Ao planejar um programa de treinamento para jogadores de tênis, é importante equilibrar partes superior e inferior do corpo, lados esquerdo e direito, frente e trás. Anatomia do tênis trabalha com cada uma das partes do corpo e fornece exercícios apropriados para melhorar sua performance.

Estilos de jogo e superfícies de quadra

Equilíbrio muscular é essencial para todos os jogadores, independentemente da superfície ou estilo de jogo. Contudo, seu estilo de jogo e a superfície em que você joga com mais frequência influenciarão seus objetivos de treino e afetarão sua seleção de exercícios. Por exemplo, se você for um atleta que se envolve em muitos ralis em quadras de saibro, deve treinar resistência, especialmente na parte inferior do corpo, em vez de força muscular e potência, mais apropriadas a um jogador que disputa muitos pontos curtos em quadra dura. Um princípio semelhante se aplica à parte superior do corpo, mas em menor extensão. Você provavelmente ainda irá golpear tão forte quanto se estivesse jogando em uma quadra mais lenta; contudo, resistência muscular se torna mais importante, uma vez que os pontos disputados são mais longos. Independentemente

---

[1] N.T.: O forehand também é chamado de direta na nomenclatura do tênis e indica que o golpe está sendo realizado com a palma da mão para a frente, na direção do movimento.

[2] N.T.: O backhand também é chamado de esquerda, ou revés, na nomenclatura do tênis e indica que o golpe está sendo realizado com o dorso da mão para a frente, na direção do movimento.

de estilo de jogo ou superfície, a parte superior do corpo deve ser treinada tanto para potência muscular quanto para resistência.

Estilos de jogo

Você sabe qual é o seu estilo de jogo? Você gosta de subir até a rede e finalizar o ponto com voleio ou *smash*? Ou você é o tipo de jogador que gosta de dominar seu oponente, nunca perdendo uma bola? Ou você gosta de acertar a bola com força a partir da linha de fundo, determinando a cadência e indo para bolas vencedoras? Todos os três estilos podem ser muito efetivos. O estilo que você irá adotar depende de suas habilidades, personalidade e possivelmente da superfície de quadra em que você joga com mais frequência. A maioria dos treinadores categoriza os jogadores em quatro estilos de jogo diferentes:

1. Saque e voleio.
2. Jogador agressivo de fundo de quadra.
3. Jogador defensivo de fundo de quadra.
4. Jogador de quadra toda.

No nível profissional mais avançado, o jogador agressivo de fundo de quadra é o que mais prevalece, seguido pelo jogador de quadra toda. O tradicional saque e voleio e o estereotipado jogador defensivo de fundo de quadra não são mais os estilos preferidos tanto em torneios masculinos quanto femininos. Todavia, jogadores de outros níveis podem ser vistos jogando cada um desses diferentes estilos.

O jogador de saque e voleio (Fig. 1.1) confia no saque para ajudar a ditar o ponto; depois do saque, ele explode em direção à rede. Tipicamente, um jogador de saque e voleio se movimenta para a frente de 20 a 40% mais que um jogador defensivo de fundo de quadra ou agressivo, e em torno de 20% mais do que um jogador de quadra toda. Por causa desse movimento para a frente, um jogador de saque e voleio frequentemente se vê na rede, tentando finalizar o ponto. Uma boa técnica de voleio é então imperativa e requer excelente força nos membros inferiores, particularmente nos músculos quadríceps femoral, glúteo máximo e gastrocnêmio. Músculos dos membros inferiores fortes são cruciais, especialmente para acertar voleios baixos que requeiram flexão de joelho significativa. Flexibilidade funcional é muito importante para o jogador de saque e voleio porque nesse estilo precisa-se chegar bem próximo ao chão diversas vezes durante uma partida. Do mesmo modo, a flexibilidade de punho é útil, especialmente para alcançar voleios que estressam o final da amplitude de movimento de uma dada articulação. Essa flexibilidade precisa ser treinada regularmente.

O jogador agressivo de fundo de quadra (Fig. 1.2) fica mais confortável acertando golpes de fundo de quadra, mas também procura colocar pressão em seu oponente por meio de golpes fortes e agressivos. O objetivo deste jogador é se mover menos que o jogador defensivo de fundo de quadra, preferindo mover-se dentro da quadra e alcançar as bolas mais cedo, a fim de reduzir o tempo entre os golpes do oponente. Força muscular e resistência são necessários, mas a potência como um todo é o componente físico mais importante para que um jogador agressivo de fundo de quadra consiga ditar seu ritmo. Ter uma arma letal, como um ótimo *forehand* ou um *backhand* forte com as duas mãos, é de grande valia. Golpes potentes requerem tanto força quanto velocidade, e os exercícios de treinamento devem levar isso em conta. Exercícios para a parte inferior do corpo e o tronco devem ser bastante similares àqueles mencionados para jogadores com outros estilos, e uma ênfase maior na potência da parte superior do corpo também é de grande ajuda. Os músculos do tórax e os anteriores dos ombros são importantes para produ-

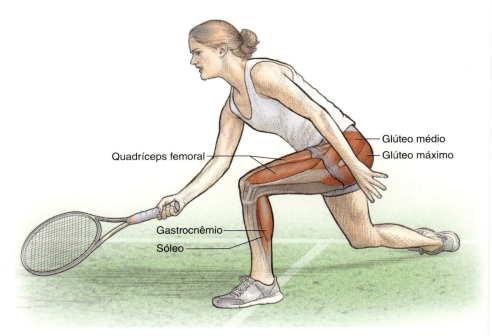

Figura 1.1 Jogador de saque e voleio em quadra de grama desferindo um voleio baixo.

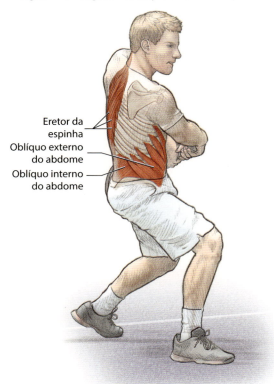

Figura 1.2 Jogador agressivo de fundo de quadra em piso duro executando um *backhand* com as duas mãos.

zir força, mas não negligencie os músculos posteriores dos ombros e os superiores das costas. Eles ajudam a proteger o complexo do ombro e a prevenir lesões.

O objetivo do jogador defensivo de fundo de quadra (Fig. 1.3) é tentar perseguir todas as bolas e se assegurar de que o oponente será obrigado a desferir muitos golpes a cada rali para ganhar qualquer ponto. Esse estilo de jogo é baseado em uma boa movimentação lateral e consistência de golpes. O jogador defensivo de fundo de quadra se move lateralmente de 60 a 80% do tempo. Frequentemente ele se alongará para atingir *forehands* ou *backhands* em *open-stance*. Assim, é crucial a esse tipo de jogador treinar os abdutores e adutores, assim como os grupos musculares mencionados para o jogador de saque e voleio em um programa de treino global, o que significa treinar flexibilidade

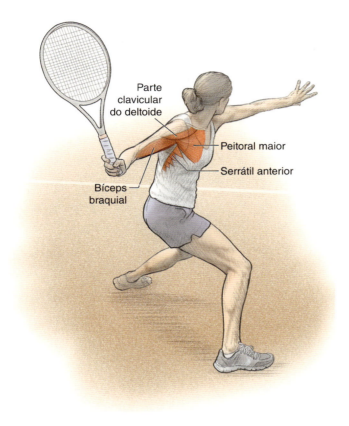

Figura 1.3 Jogador defensivo de fundo de quadra em quadra de saibro deslizando para atingir um *forehand* aberto.

tanto quanto força. O jogador defensivo de fundo de quadra deve depender de velocidade, agilidade e habilidade na mudança de direção, uma vez que ele provavelmente não finalizará os pontos por meio de golpes vencedores com tanta frequência. Este estilo de jogo é mais efetivo em quadras lentas. Resistência muscular das partes superior e inferior do corpo é essencial. Os músculos oblíquos devem ser treinados para auxiliar movimentos rotacionais em todos os golpes de fundo de quadra, uma vez que este tipo de jogador realiza grande quantidade de golpes, muitos deles em *open-stance*. Leve-se em conta também que, jogando na defesa, o jogador deverá aplicar muitos golpes apoiado em uma só perna, fora de posição ou desequilibrado. Dessa forma, é imperativo treinar para essas situações de jogo executando atividades em uma perna só e treinando em ambientes instáveis ou irregulares.

O jogador de quadra toda (Fig. 1.4) procura ser agressivo ao executar golpes de fundo de quadra, mas também se dá bem ao seguir seus golpes agressivos com subidas à rede para finalizar os pontos. Todos os golpes, do saque aos golpes de fundo de quadra e aos voleios, requerem igual atenção nos treinamentos. Além disso, um tempo significativo deve ser gasto no jogo de transição, treinando todos os golpes que possam ajudar o jogador de quadra toda a chegar à rede. Esse tipo de jogador deve praticar regularmente golpes de aproximação, tais como um

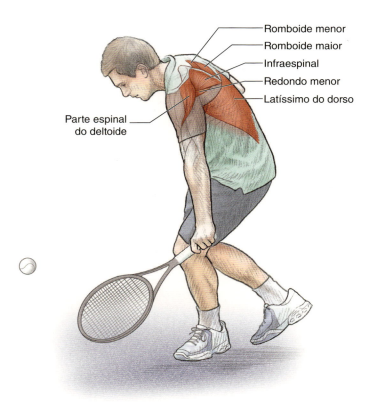

Figura 1.4 Jogador de quadra toda em piso duro acertando um *backhand* em *slice* de aproximação com uma só mão.

grande *forehand* ou um *backhand* em *slice* da meia-quadra, seguindo cada golpe com subidas à rede. Esses tiros requerem excelente movimentação e posicionamento, geralmente com uma postura de mais *closed-stance* do que de golpes de fundo de quadra regulares. Exercícios tanto para a parte superior quanto para a inferior do corpo são benéficos, especialmente exercícios que ajudem a desenvolver transferência de peso e movimentação dentro de quadra, como o *spider drill*[3] (p. 174) e o *split step*[4] com estímulo (p. 177) no Capítulo 9. É importante treinar todos os grupos musculares. O foco principal deve ser o equilíbrio entre esquerda e direita, costas e frente, e partes superior e inferior do corpo.

Superfícies de quadra

Até certo ponto, a superfície da quadra dita o estilo de jogo. No geral, um jogador de saque e voleio pode ter mais sucesso em uma quadra rápida de grama do que em uma quadra de

---

[3] N.T.: *Spider drill* é um dos exercícios para o desenvolvimento de agilidade, nos quais o atleta deve correr de uma linha da quadra para a outra o mais rápido possível. No Brasil, esse exercício é conhecido como "suicídio".
[4] N.T.: *Split step* consiste em um pequeno salto usado na preparação dos golpes no tênis.

saibro. Geralmente, um jogador defensivo de fundo de quadra tem mais sucesso em quadra lenta de saibro do que em qualquer outra superfície.

Uma vez que as bolas quicam menos em quadras de grama e quadras rápidas duras, os jogadores devem ser capazes de flexionar bem seus joelhos. O treinamento deve focar em exercícios que coloquem o corpo nas mesmas amplitudes de movimento encontradas durante o jogo (p. ex., afundos e agachamentos completos), com recuperações potentes. Jogadores que atuam no saibro frequentemente têm que deslizar enquanto realizam um *forehand* ou *backhand* longos. Uma vez que jogar no saibro requer dos membros inferiores não somente força muscular posterior e anterior, mas também do lado interno e externo, é vital treinar os músculos adutores e abdutores da coxa. Resistência muscular deve ser o foco. Pesquisadores têm comparado a velocidade da bola em quadras duras e quadras de saibro. Depois que a bola entra em contato com a quadra de saibro (i. e., quica), sua velocidade é reduzida em 15% comparada com a mesma bola em quadra dura. Essa é a maior razão pela qual os pontos são mais longos em quadras de saibro e mais golpes são realizados a cada rali. Pontos mais longos em quadras de saibro aumentarão levemente a frequência cardíaca em comparação a pontos mais curtos em quadras duras. Assim, o treino para jogar em quadra de saibro requer maior ênfase no condicionamento aeróbio, comparado ao treino para jogar em quadra dura. *Games* de saque são fisicamente mais exigentes do que *games* de devolução, de modo que jogadores com saques mais fracos precisam estar preparados para jogar pontos mais longos e usar um estilo fisicamente mais exigente.

Golpes de tênis

Anatomia do tênis destaca muitos exercícios para melhorar seu jogo. Alguns são exercícios multiarticulares, tais como o afundo, que recruta quadris, joelhos e tornozelos; outros são exercícios uniarticulares, como elevação dos calcanhares, que recruta somente a articulação dos tornozelos. Todos os exercícios serão úteis na prevenção de lesões e melhora do desempenho. Entrar em forma para o jogo de tênis é tão importante quanto usar o tênis para entrar em forma. Os exercícios dos capítulos seguintes o ajudarão a se preparar para elevar a técnica do seu jogo.

Para identificar como os exercícios beneficiarão o seu jogo, há ícones para indicar os golpes específicos – golpes de fundo de quadra (*forehand* e *backhand*), saques e *smashes*, e voleios (*forehand* e *backhand*) – que serão favorecidos por cada exercício de condicionamento. Nesta seção, serão explicados os principais golpes, e como ações, músculos e contrações musculares estão inter-relacionados de forma a produzir golpes efetivos e potentes.

Golpes de fundo de quadra – *forehand* e *backhand*

Durante os últimos 30 anos, as maiores mudanças no tênis ocorreram provavelmente por causa das mudanças na tecnologia das raquetes. Raquetes são feitas de uma variedade de materiais e são mais largas e mais resistentes, apresentando uma região ótima[5] maior, o que causou enorme impacto sobre o jogo, especialmente nos golpes de fundo de quadra. Uma região ótima maior é mais indulgente em batidas fora do centro, e o material das raquetes permite golpes mais fortes. Por causa dessas mudanças, o movimento dos braços para *forehand* e *backhand* também mudou. Os golpes longos e fluidos e os *follow-throughs* (terminações) em direção ao alvo deram lugar a golpes mais violentos e rotacionais, que terminam no lado oposto do corpo em uma variedade de posições, dependendo do tipo de golpe. Esses padrões de golpe permitem que o jogador atinja a bola com uma postura de mais *open-stance*, particularmente ao realizar

---

[5] N.T.: A região ótima é chamada em inglês de *"sweet spot"*. O contato da bola com essa região permite uma maior eficiência dos golpes.

*forehand*s, mas também *backhands* com as duas mãos. Esse componente rotacional pode colocar uma quantidade significativa de estresse sobre o tronco. Consequentemente, exercícios que preparam o corpo para esses estresses são de vital importância.

Muitas das ações dos músculos na parte inferior do corpo são similares para todos os golpes de tênis. Existe uma interação entre ações excêntricas (alongamento) e concêntricas (encurtamento) que permite ao corpo estocar e liberar energia baseado na fase de cada golpe. Além disso, cada golpe requer rotação de tronco, mais para golpes de fundo de quadra, saques e *smashs* do que para voleios. *Forehand*s, saques e *smashes* diferem dos golpes em *backhand* com uma ou duas mãos, nos quais os músculos da parte superior do corpo são ativados de maneira oposta. Os músculos superiores das costas e posteriores dos ombros agem concentricamente (encurtando) na fase de flexão máxima dos joelhos, e excentricamente (alongando) no *follow--through* (terminação). Os músculos do tórax e os anteriores dos ombros primeiro contraem excentricamente durante o *backswing* (fase de preparação) e então concentricamente durante o *forward swing* (fase de aceleração). O *swing* para *backhand* segue o padrão oposto.

Forehand *de fundo de quadra*

O *forehand* de fundo de quadra pode ser realizado a partir de posturas de *open-stance*, *square-stance* e *closed-stance*. Cada posição do corpo requer diferentes mecanismos das partes superior e inferior do corpo, ainda que todas as três posturas usem uma combinação de momento angular e linear para potencializar o golpe. Momento linear é um produto de massa e velocidade e pode ser gerado tanto na direção vertical como na horizontal. Momento angular refere-se ao componente rotacional do golpe e leva em conta tanto o momento de inércia sobre um eixo (resistência à rotação sobre aquele eixo) quanto a velocidade angular sobre aquele eixo. Tanto o momento linear quanto o angular são fundamentais para o sucesso na geração de potência do *forehand*. O montante de momento linear criado afeta a quantidade de força rotacional que é gerada sobre cada segmento do corpo.

O *forehand* em *open-stance* (Fig. 1.5) resulta em maior rotação total do corpo e requer mais força e flexibilidade ao longo do *core* e da parte inferior do corpo, em comparação ao *forehand* em *square-stance* ou *closed-stance*. O *forehand* em *square-stance* ou *closed-stance* requer menos rotação do *core*, e o contato com a bola ocorre mais na frente do jogador e mais perto da rede. É importante entender que cada uma dessas posturas funciona melhor para situações específicas. Em outras palavras, seu posicionamento em quadra, o tipo de bola que vem na sua direção (quanto a velocidade e rotação) e o golpe que você tenta realizar frequentemente afetam sua postura.

O *forehand* em *open-stance* é o mais comumente usado nos jogos hoje em dia. Esse golpe requer vigorosa rotação do quadril e da parte superior do tronco para transferir energia de maneira efetiva da parte inferior do corpo, por meio do *core*, para a raquete e a bola no momento do impacto. Rotação de tronco, abdução horizontal do ombro e rotação medial são os principais movimentos que criam a velocidade da raquete no *forehand*. Depois do impacto da bola, uma força excêntrica ajuda a desacelerar a raquete, o que é particularmente importante por se relacionar com prevenção de lesões.

Durante o *backswing* (fase de preparação) do *forehand* de fundo de quadra (Fig. 1.5a), gastrocnêmio, sóleo, quadríceps femoral, glúteos e rotadores do quadril contraem-se excentricamente para "carregar" as pernas (i. e., do joelho para baixo) e começar a rotação de quadril. A contração concêntrica da fase de rotação do tronco envolve oblíquo interno ipsilateral e oblíquo externo contralateral, enquanto a contração excêntrica recruta oblíquo interno contralateral, oblíquo externo ipsilateral, abdominais e eretor da espinha. As contrações concêntricas de rotação do ombro e da parte superior do braço no plano transverso são executadas pelas partes acromial e espinal do deltoide, latíssimo do dorso, infraespinal e redondo menor, e são seguidas por contrações dos extensores do punho. As contrações excêntricas de rotação do ombro e da parte superior do braço no plano transverso são executadas pela parte clavicular do deltoide, peitoral maior e subescapular.

Durante o *forward swing* (fase de aceleração) (Fig. 1.5b), gastrocnêmio, sóleo, quadríceps femoral, glúteos e rotadores do quadril contraem tanto concêntrica quanto excentricamente para dirigir a rotação do quadril e da parte inferior do corpo. Contrações concêntricas e excêntricas de oblíquos, extensores do tronco e eretor da espinha produzem a rotação do tronco. Latíssimo do dorso, parte clavicular do deltoide, subescapular, bíceps braquial e peitoral maior contraem concentricamente durante a fase de aceleração para trazer a raquete ao contato com a bola.

Durante o *follow-through* (terminação), o movimento da parte superior do braço desacelera por meio de contrações excêntricas de infraespinal, redondo menor, parte espinal do deltoide, romboide, serrátil anterior, trapézio, tríceps braquial e extensores do punho.

Backhand *de fundo de quadra com uma mão*

O *backhand* com uma mão (Fig. 1.6) envolve a soma de forças similares às do *forehand*, mas há também diferenças importantes. A força e a resistência muscular dos extensores do punho são importantes para o sucesso da execução sequencial do *backhand*. Pesquisas têm mostrado que o torque no punho pode criar um alongamento rápido dos extensores do punho, especialmente em jogadores que apresentem histórico de "cotovelo de tenista" (epicondilite lateral).

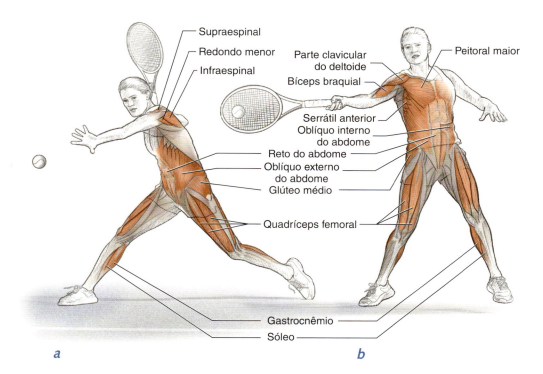

Figura 1.5 *Forehand* em *open-stance*: (*a*) *backswing* (fase de preparação); (*b*) *forward swing* (fase de aceleração).

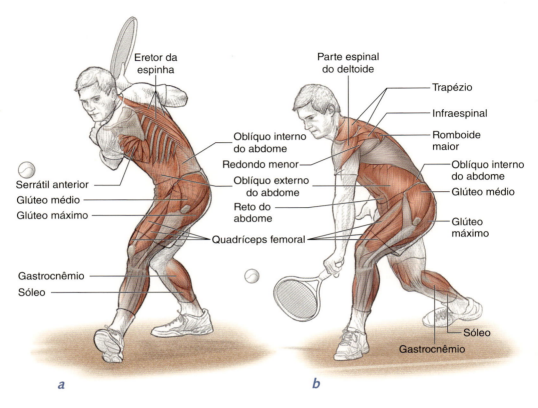

Figura 1.6 *Backhand* com uma mão: (*a*) *backswing* (fase de preparação); (*b*) *forward swing* (fase de aceleração).

Para um *backhand* com uma mão, o ombro dominante fica em frente ao corpo. Geralmente, esse golpe usa menos rotação de tronco; contudo, requer uma ação mais coordenada de diferentes segmentos do corpo, incluindo rotação de ombro e antebraço, em comparação ao *backhand* com duas mãos. A perna da frente é mais envolvida durante um *backhand* com uma mão do que durante um *backhand* com duas mãos. Velocidades similares de raquete podem ser alcançadas em *backhands* com uma ou duas mãos. Força e flexibilidade, particularmente dos músculos da parte superior das costas e posterior dos ombros, são essenciais. Execute treinamento de exercícios bilaterais para alcançar equilíbrio muscular.

Durante o *backswing* (fase de preparação) de um *backhand* com uma mão (Fig. 1.6a), gastrocnêmio, sóleo, quadríceps femoral, glúteos e rotadores do quadril contraem excentricamente para "carregar" as pernas e iniciar a rotação do quadril. As contrações concêntricas do oblíquo interno ipsilateral e do oblíquo externo contralateral são equilibradas pelas contrações excêntricas do oblíquo interno contralateral, oblíquo externo ipsilateral, abdominais e eretor da espinha, para realizar a rotação do tronco. Deltoide anterior, peitoral maior, subescapular e extensores do punho contraem concentricamente para fazer a rotação do ombro e do braço através do plano transverso, ao mesmo tempo em que a parte espinal do deltoide, o infraespinal, o redondo menor, o trapézio, o romboide e o serrátil anterior contraem excentricamente.

Durante o *forward swing* (fase de aceleração) (Fig. 1.6b), a rotação dos quadris e da parte inferior do corpo é dirigida por contrações concêntricas e excêntricas de gastrocnêmio, sóleo, quadríceps femoral, glúteos e rotadores do quadril. Contrações concêntricas e excêntricas dos oblíquos, extensores das costas e eretor da espinha fazem o tronco girar durante o golpe. A fase de aceleração da parte superior do braço é executada através de contrações concêntricas do infraespinal, redondo menor, parte espinal do deltoide e trapézio.

Durante o *follow-through*, subescapular, peitoral maior, bíceps braquial e flexores do punho contraem excentricamente para desacelerar a parte superior do braço.

Backhand *de fundo de quadra com as duas mãos*

Muitos jogadores se beneficiam do *backhand* com as duas mãos (Fig. 1.7), especialmente nos primeiros estágios de aprendizagem. Ambos os braços são utilizados, aumentando a potência do golpe, e poucos segmentos são envolvidos, o que ajuda os jogadores iniciantes a coordenar o movimento. Essas características ajudam os jogadores a acertar as bolas em zona de ataque ou aquelas que quicam mais alto e devem ser batidas acima da altura do ombro. Ainda que o *backhand* com duas mãos use muitos dos mesmos grupos musculares que o *backhand* com uma mão, o *backhand* com duas mãos requer maior rotação de tronco que o outro. Assim sendo, os músculos do tronco e da secção média devem ser bem treinados, especialmente os oblíquos

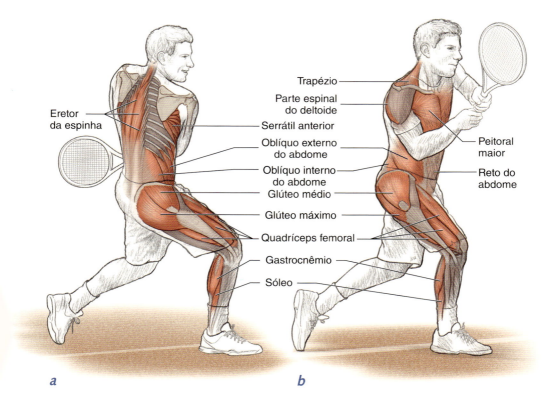

Figura 1.7 *Backhand* com as duas mãos: (*a*) *backswing* (fase de preparação); (*b*) *forward swing* (fase de aceleração).

internos e externos. Isso é especialmente importante no *backhand* em *open-stance*, que está se tornando mais predominante em todos os níveis de jogo. Além disso, os membros inferiores devem ser treinados de forma a propiciar uma base de suporte estável, para se transferir apropriadamente as forças de reação do solo para a raquete, e para proporcionar resistência em jogos longos. Uma característica única do *backhand* com duas mãos é o uso do braço e do punho não dominantes. Os flexores e extensores do antebraço e do punho não dominantes e os músculos envolvidos nos desvios ulnar e radial devem ser treinados apropriadamente.

Durante o *backswing* (fase de preparação) (Fig. 1.7a), as contrações excêntricas de gastrocnêmio, sóleo, quadríceps femoral, glúteos e rotadores de quadril "carregam" os membros inferiores e iniciam a rotação do quadril. Contrações concêntricas do oblíquo interno ipsilateral e do oblíquo externo contralateral são auxiliadas por contrações excêntricas do oblíquo interno contralateral, oblíquo externo ipsilateral, abdominais e eretor da espinha. O ombro e a parte superior do braço dominante giram no plano transverso por meio de contrações concêntricas da parte clavicular do deltoide, peitoral maior, subescapular e extensores de punho, e contrações excêntricas da parte espinal do deltoide, infraespinal, redondo menor, trapézio, romboide e serrátil anterior. No lado não dominante, contrações concêntricas das partes acromial e espinal do deltoide, latíssimo do dorso, infraespinal, redondo menor e extensores de punho impulsionam a rotação do ombro e da parte superior do braço, auxiliadas por contrações excêntricas da parte clavicular do deltoide, peitoral maior e subescapular.

Durante o *forward swing* (fase de aceleração) (Fig. 1.7b), contrações concêntricas e excêntricas de gastrocnêmio, sóleo, quadríceps femoral, glúteos e rotadores de quadril dirigem a rotação da parte inferior do corpo e do quadril. Contrações concêntricas e excêntricas dos oblíquos, extensores das costas e eretor da espinha giram o tronco. A parte superior do braço dominante se move em direção à bola por meio de contrações concêntricas do infraespinal, redondo menor, parte espinal do deltoide e trapézio. No lado não dominante, contrações concêntricas da parte clavicular do deltoide, subescapular, bíceps braquial, serrátil anterior e peitoral maior trazem o braço em direção à bola.

Durante o *follow-through* (terminação), o braço dominante desacelera por meio de contrações excêntricas de subescapular, peitoral maior e flexores de punho. O braço não dominante desacelera por meio de contrações excêntricas de infraespinal, redondo menor, parte espinal do deltoide, romboide, serrátil anterior, trapézio, tríceps braquial e extensores de punho.

Saque e smashes

O saque é um dos golpes mais importantes do tênis. Cada jogador começa metade dos pontos do jogo com um saque, para o qual ele tem tempo para se preparar. O saque tornou-se uma verdadeira arma porque pode ditar muito do que acontece no ponto subsequentemente disputado. Uma vez que o padrão de movimento do *smash* é bem similar ao do saque, ele também está incluso nesta seção.

De uma perspectiva estratégica e tática, os segredos para um saque bem-sucedido são velocidade, rotação e colocação. Os melhores sacadores combinam os três componentes. Está claro que preparação física para desenvolver força, potência, flexibilidade e coordenação determina a qualidade desses três fatores.

Um bom saque tem se tornado mais importante no tênis profissional. Estatísticas do U.S. Open de 2009 mostram que, na categoria masculina, 5 dos 10 melhores jogadores ranqueados também apresentavam as maiores velocidades no saque. Os jogos femininos seguiram uma tendência similar. Você também pode fazer do saque uma arma importante, preparando seu corpo para as exigências de um saque de alto nível durante uma partida inteira.

O JOGADOR DE TÊNIS EM MOVIMENTO

No jogo moderno, vê-se dois tipos de saque: o saque com a técnica *foot-up*[6] (Fig. 1.8) e o saque com a técnica *foot-back*[7] (Fig. 1.9). Ambas as técnicas são aceitáveis. Geralmente, o jogador escolhe o tipo de saque que vai usar baseado em sua preferência e estilo pessoais. No saque *foot-up*, o pé de trás geralmente começa na mesma posição que no saque *foot-back*. Contudo, durante o arremesso e o *backswing* (fase de preparação), o pé de trás desliza para se juntar ao pé da frente. Isto permite mais transferência de peso dianteiro e também habilidade para abrir o quadril mais facilmente durante o *forward swing* (fase de aceleração). A posição de *foot-back* permite uma posição de equilíbrio ligeiramente melhor e possivelmente mais produção de força ascendente (vertical).

A execução do saque ou do *smash* tem três fases principais: flexão máxima dos joelhos, aceleração e *follow-through* (terminação). Durante a fase de flexão máxima dos joelhos, você está acumulando energia. A fase de aceleração é quando você libera a energia até o fim do contato com a bola. A última fase, o *follow-through* (ou desaceleração), requer grande força excêntrica para ajudar a controlar a desaceleração das partes superior e inferior do corpo.

Um saque ou *smash* bem-sucedido é resultado da soma das forças vindas do solo através de toda a cadeia cinética até o impacto da raquete com a bola. Flexão de joelho (contrações excêntricas do quadríceps femoral) ocorre para produzir forças de reação do solo efetivas, o primeiro fator importante de produção de força no movimento de saque. Gastrocnêmio, sóleo, quadríceps femoral, glúteos e rotadores de quadril contraem-se excentricamente para "carregar" os membros inferiores e iniciar a rotação de quadril. Durante esse estágio do saque ou do *smash*, ocorre uma rotação contrária de tronco, *core* e parte superior do corpo para estocar energia potencial que será usada em última instância no movimento de saque para transferir energia através do impacto. Durante essa fase de flexão máxima dos joelhos, uma flexão lateral dos ombros também aumenta o acúmulo de energia potencial. Essa energia será liberada antes e durante o impacto com a bola. Oblíquos, abdominais e extensores do tronco contraem-se concentricamente e excentricamente para girar o tronco.

Durante a fase em que o braço prepara-se para o saque ou *smash*, no ponto de máxima rotação lateral do ombro, o ombro dominante pode estar com uma rotação de até 170°. Extensores das costas, oblíquos e abdominais se contraem concêntrica e excentricamente para alongar e girar o tronco. O braço é movido por meio de contrações concêntricas de infraespinal, redondo menor, supraespinal, bíceps braquial, serrátil anterior e extensores de punho, além de contrações excêntricas de subescapular e peitoral maior.

A partir dessa posição há um componente vertical explosivo que resulta em contrações concêntricas dos principais músculos do braço e do ombro dominantes. Os músculos frontais de tórax e tronco (peitorais, abdominais, quadríceps femoral e bíceps braquial) são os aceleradores primários do braço, enquanto os músculos da parte posterior do corpo (músculos manguito rotador, trapézio, romboide e extensores das costas) são os principais desaceleradores durante o *follow-through*. O movimento do membro inferior é executado por meio de contrações concêntricas de gastrocnêmio, sóleo, quadríceps femoral e glúteos, além de contrações excêntricas dos posteriores da coxa. Contrações concêntricas dos abdominais e oblíquos e contrações excêntricas dos extensores das costas flexionam e giram o tronco. O movimento de elevação e de avanço do braço é conseguido através de contrações concêntricas do subescapular, peitoral maior, parte clavicular do deltoide e tríceps braquial. O cotovelo se estende através de contração concêntrica do tríceps braquial e contração excêntrica do bíceps braquial. Contrações concêntricas do latíssimo do dorso, subescapular, peitoral maior e pronadores do antebraço fazem a rotação

---

[6] N.T.: Nessa técnica de saque, o pé de trás do sacador move-se em direção ao pé da frente.
[7] N.T.: Nessa técnica de saque, o afastamento entre os membros inferiores é mantido durante o saque.

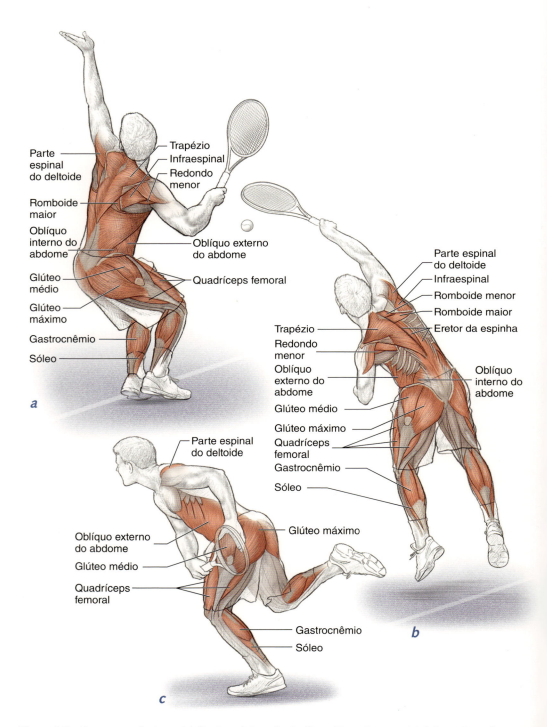

Figura 1.8 Saque com *foot-up*: (*a*) flexão máxima dos joelhos; (*b*) aceleração; (*c*) *follow-through* (terminação).

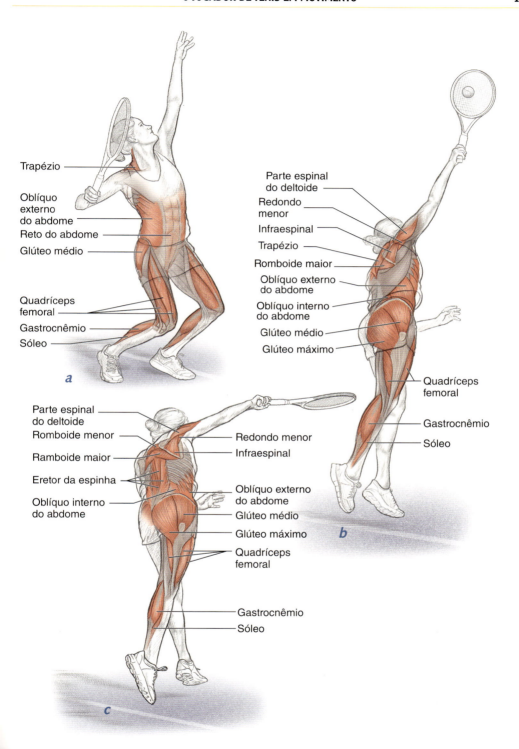

Figura 1.9 Saque com *foot-back*: (*a*) flexão máxima dos joelhos; (*b*) aceleração; (*c*) *follow-through* (terminação).

medial do ombro e a pronação do antebraço. Flexão do punho é criada por meio de contrações concêntricas dos flexores do punho.

Quando o jogador aterrissa, contrações excêntricas de gastrocnêmio, sóleo, quadríceps femoral e glúteos desaceleram o corpo. Contrações excêntricas e concêntricas de extensores das costas, oblíquos e abdominais flexionam e giram o tronco. Contrações excêntricas de infraespinal, redondo menor, serrátil anterior, trapézio, romboide, extensores do punho e supinadores do antebraço desaceleram o braço.

O movimento e a técnica de *smash* são similares ao movimento de saque. Isto se verifica particularmente quando os jogadores mantêm os pés no solo ao executar o *smash* (Fig. 1.10). Geralmente, esse *smash* é usado para retornar um *lob*[8] curto, ou quando a bola bate primeiro no chão. O envolvimento muscular é o mesmo que para o saque; contudo, o padrão de movimento, especialmente o *backswing* (fase de preparação), pode encurtar suavemente por causa das restrições de tempo em relação ao movimento de saque. O *smash* com chute tesoura (Fig. 1.11) tem um padrão de movimento similar para a parte superior do corpo, mas a ação da parte inferior do corpo inclui uma decolagem com a perna de trás e uma aterrissagem com a perna oposta depois que a bola é atingida. A ação de chute tesoura produz força e ajuda com o alcance e o equilíbrio durante e depois do golpe. É requerido envolvimento concêntrico significativo de glúteos, quadríceps femoral, gastrocnêmio e sóleo, particularmente na perna de decolagem. Esses mesmos músculos agem como absorvedores de impacto (contração excêntrica) na perna de aterrissagem.

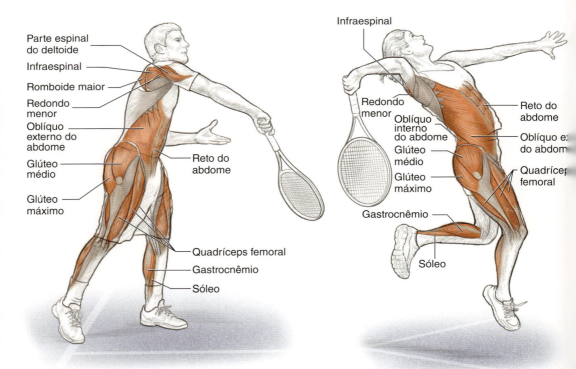

Figura 1.10 *Follow-through* (terminação) depois de realizar um *smash* com os pés no solo.

Figura 1.11 *Backswing* (fase de preparação) ao realizar um *smash* com chute tesoura.

---

[8] N.T.: Golpe alto que tem como objetivo encobrir o jogador adversário.

Voleios

Embora jogadores de elite não avancem à rede tanto quanto antigamente, desde que os golpes de devolução evoluíram significativamente com os novos equipamentos, os voleios ainda são parte importante do jogo, especialmente se você joga predominantemente em dupla. O jogo de rede ainda é fundamental para jogos de dupla em todos os níveis. Muitos pontos em duplas são ganhos por um voleio em ângulo bem direcionado ou um *smash* decisivo. Ademais, enquanto os jogadores se ajustam para os golpes de passagem fortes, eles aprenderão novas habilidades e métodos relacionados ao ataque na rede. Jogadores de quadra toda, em particular, procuram continuamente por maneiras de finalizar o ponto com o recurso de avançar à rede. Muitos atletas que não jogam em nível profissional também procuram por uma variedade de modos de colocar uma bola decisiva.

Estar em forma para resistir a uma longa partida em que você pressiona o oponente pode ser a diferença entre vencer ou perder. Treinadores sabem que bons voleios são realizados tanto com os pés quanto com as mãos. Você tem que estar em posição apropriada para um bom voleio. Assim, treinar os membros inferiores é provavelmente a atividade mais importante para obter uma boa técnica de voleio. Realizar afundos em todas as direções deve ser uma prioridade, uma vez que esses movimentos imitam as demandas para o voleio em quadra.

Uma vez que voleios requerem excelentes habilidades de movimentação, treinar os membros inferiores é crucial. O voleio requer da parte inferior do corpo movimentos similares aos dos golpes de fundo de quadra; todavia, as ações musculares podem ser mais intensas. São esperadas maiores flexões e extensões de quadris, joelhos e tornozelos em particular. Além disso, muitos desses padrões de movimento serão repetidos em velocidades maiores na medida em que você estiver mais próximo de seu oponente. Músculos da parte inferior do corpo precisam ser treinados tanto excêntrica como concentricamente. Voleios são golpes mais curtos, com fases de preparação (*backswing*) e finalização (*follow-through*) mais breves em comparação com golpes de fundo de quadra, ainda que os mesmos músculos da parte superior do corpo sejam recrutados. Desse modo, força excêntrica para a fase de continuação do movimento é vital para o sucesso e para a proteção dos músculos que envolvem a articulação do ombro.

Se os jogadores tiverem tempo, eles frequentemente irão realizar o voleio em *closed-stance* (ver Figs. 1.12 e 1.13). Uma vez que o movi-

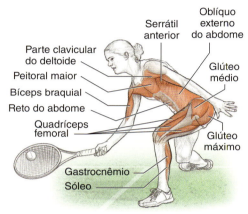

Figura 1.12 Contato com a bola no voleio *forehand* com *closed-stance*.

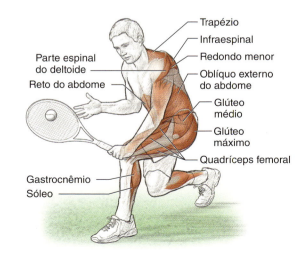

Figura 1.13 Contato com a bola no voleio *backhand* com *closed-stance*.

ANATOMIA DO TÊNIS

mento é mais curto, a transferência de peso se torna mais importante. Dar um passo para a frente facilita a transferência de peso.

Durante o *backswing* (fase de preparação), tanto o voleio de *forehand* como de *backhand*, os músculos gastrocnêmio, sóleo, quadríceps femoral, glúteos e rotadores de quadril contraem-se excentricamente para "carregar" os membros inferiores e iniciar a rotação de quadril. As contrações concêntricas da fase de rotação de tronco envolvem o oblíquo interno ipsilateral e o oblíquo externo contralateral, enquanto as contrações excêntricas recrutam o oblíquo interno contralateral, oblíquo externo ipsilateral, abdominais e eretor da espinha. Para o voleio de *forehand*, as contrações concêntricas do ombro e a rotação do braço no plano transverso são executadas por partes acromial e espinal do deltoide, latíssimo do dorso, infraespinal e redondo menor, e são seguidas por contrações dos extensores do punho. As contrações excêntricas do ombro e a rotação do braço no plano transverso são executadas por parte clavicular do deltoide, peitoral maior e subescapular. No voleio de *backhand*, essas ações concêntricas e excêntricas são exatamente opostas.

Durante o *forward swing* (fase de aceleração), tanto o voleio de *forehand* como de *backhand*, os músculos gastrocnêmio, sóleo, quadríceps femoral, glúteos e rotadores de quadril contraem-se tanto concêntrica como excentricamente para direcionar a parte inferior do corpo e a rotação de quadril. Contrações concêntricas e excêntricas de oblíquos, extensores das costas e eretor da espinha causam a rotação do tronco. Para o voleio de *forehand*, os músculos latíssimo do dorso, parte clavicular do deltoide, subescapular, bíceps braquial e peitoral maior se contraem concentricamente durante a fase de aceleração para trazer a raquete na direção do contato com a bola. Para o voleio de *backhand*, a fase de aceleração do braço é executada por meio de contrações concêntricas de infraespinal, redondo menor, parte espinal do deltoide e trapézio.

Durante o *follow-through* (terminação) de um voleio de *forehand*, o braço desacelera por meio de contrações excêntricas de infraespinal, redondo menor, parte espinal do deltoide, romboide, serrátil anterior, trapézio, tríceps braquial e extensores do punho. Durante o voleio de *backhand*, o braço desacelera por meio de contrações excêntricas de subescapular, peitoral maior, parte clavicular do deltoide e bíceps braquial.

Considerações de treino

Anatomia do tênis oferece um bom número de exercícios específicos para a performance do tênis, tendo como alvo os músculos identificados neste capítulo, e também guia o leitor para além dos exercícios deste livro, a fim de ajudá-lo a escolher exercícios adicionais apropriados para melhorar sua performance. Um especialista certificado em força e condicionamento será capaz de ajudá-lo a montar um programa de treino específico para suas necessidades e objetivos. Esta seção cobre alguns princípios de treinamento comuns e irá ajudá-lo a iniciar seu caminho para se tornar um jogador bem condicionado.

Adaptação

O corpo faz adaptações específicas à carga de treinamento baseado em carga, intensidade, tipo, volume e frequência do treino. As cargas devem ser cíclicas e progressivas a fim de produzir uma melhora contínua com o tempo. Programas periodizados são projetados em torno de uma carga cíclica progressiva ao longo da temporada de treinamento. Um bom programa periodizado pode ajudá-lo a chegar no ponto mais alto de sua forma física na época de torneios importantes, como campeonatos de clube ou estaduais, ou até o U.S. Open.

Cada pessoa responderá de maneira diferente a um mesmo programa de treinamento. Idade, sexo, altura, peso, tempo de treino, objetivos quanto ao esporte e motivação são fatores que irão influenciar o modo como cada jogador responderá a um programa de treinamento específico. Alguns atletas respondem bem a um treino que seja mais frequente e de alta intensidade; com outros pode não ocorrer o mesmo. Monitore sua resposta individual ao programa de treino e certifique-se de incluir períodos de recuperação para permitir altas intensidades durante sessões de treino e competições importantes.

Adaptações à maioria das formas de treinamento são facilmente reversíveis. Se você não continuar a treinar em um nível suficientemente alto, você não conseguirá manter as melhoras obtidas e sua performance regredirá. Destreino é a perda dos benefícios fisiológicos do treino. No geral, destreino aeróbio ocorre mais rapidamente porque é baseado na diminuição da concentração de enzimas aeróbias. A força muscular é mais resistente ao destreino, mas também diminuirá dentro de poucas semanas de treino reduzido ou limitado. A flexibilidade também pode aumentar ou diminuir rapidamente.

Carga e intensidade

Para alcançar adaptações de treino baseadas em potência, velocidade, força, resistência ou flexibilidade, você deve aumentar a carga da variável específica. Contudo, seja cuidadoso para adicionar a carga apropriada. Uma carga excessiva pode resultar em lesão ou *overtraining*[9], o que pode conduzir a sequelas de longo prazo, como o *burnout*.

Em treinos de força, a carga por vezes é expressa como uma porcentagem da maior carga que uma pessoa pode levantar durante um movimento específico, uma única repetição máxima, ou 1RM. Por exemplo, isso pode representar quanto peso você seria capaz de levantar em uma repetição. As cargas de treino podem ser calculadas como uma porcentagem desse valor. Dependendo do objetivo da sessão de treinamento, a carga pode ser aplicada durante uma repetição do movimento ou sobre um determinado número de repetições. Se a realização de exercícios com carga de 1RM é contraindicada para você, ou indesejada, pode-se estimar seu 1RM baseado no número de repetições que você completa com um peso menor. É quase tão preciso basear sua carga de 1RM usando 3RM ou 5RM. A intensidade é quase sempre medida e acompanhada por um percentual de resistência baseado no seu 1RM. Utilize cargas (intensidades) que representem de 60 a 100% de seu 1RM. Durante alguns períodos ao longo do ano, as cargas podem aproximar-se de 100% da intensidade, mas isso ocorre somente por curtos períodos de tempo, como parte de um programa de treino estruturado e periodizado.

Diferentes intensidades resultam em diferentes adaptações. Atletas que gastam a maior parte de seu tempo de treinamento entre 60 e 80% de 1RM com grande volume de treino apresentam maior ganho de hipertrofia (p. ex., aumento em massa muscular magra). Para aumentar a força absoluta, as intensidades devem estar acima de 80% de 1RM, com períodos de descanso mais longos e volume total de treino mais baixo. Para aumentar a resistência muscular, treine em uma intensidade abaixo de 60% de 1RM.

Volume

O volume de treino é tipicamente determinado como o número de séries e o número de repetições executadas em cada série. O volume do estímulo de treino é similar à duração de um programa de treino aeróbio. A carga de trabalho total está fortemente relacionada a muitos dos efeitos de um programa de treinamento de força. Ainda que os iniciantes possam mostrar melho-

---

[9] N.T.: O termo *overtraining* indica uma perda de capacidade adaptativa do atletas às cargas de treinamento. Mesmo com a diminuição do volume e da intensidade do treinamento, o desempenho do atleta não melhora, como usualmente.

ras usando uma única série com um número específico de repetições, a melhora contínua requer uma carga de trabalho total.

Para ter os ganhos maximizados, execute duas ou três séries da maioria dos exercícios. O número de repetições executadas por série e o nível de resistência usado dependem dos objetivos daquela fase de treinamento específica. Um bom principio básico é executar de duas a quatro séries de 6 repetições ou menos, para força, de 8 a 15 repetições para hipertrofia, e de 15 a 30 repetições para resistência muscular. Geralmente, jogadores de tênis devem usar não mais que 20 e não menos que 6 repetições por série para ganhos de força e melhora de resistência apropriados.

Frequência

A frequência é um componente que precisa ser ajustado individualmente para cada atleta. O iniciante pode melhorar com apenas duas sessões de treino por semana. Atletas avançados geralmente precisam de mais sessões para se adaptarem à carga de treino desejada. Treine grupos musculares similares duas ou três vezes por semana. Inclua tempo de recuperação de pelo menos 24 horas entre as sessões que trabalham os mesmos grupos musculares principais.

Descanso

O descanso é frequentemente uma das áreas mais negligenciadas do programa de treino, ainda que possa propiciar os maiores avanços em performance e reduzir a probabilidade de lesões. Leva-se aproximadamente três minutos para seu estoque de energia imediata recarregar depois de uma série de treino curta (p. ex., de 10 a 60 segundos de atividade). Você precisa compreender isso ao criar um programa de treino baseado no desenvolvimento dos sistemas de produção de energia. Para o sistema nervoso, a recuperação é igualmente importante, e usualmente mais difícil de se medir e monitorar. A fadiga é óbvia quando você corre por 90 segundos em sua velocidade máxima. Essa é a fadiga metabólica (i. e., sistema de energia). Se você executa alguns saltos em profundidade de uma caixa de 46 cm, você não sentirá a mesma fadiga, mas terá fatigado diferentes mecanismos, predominantemente mecanismos neurais. A recuperação é necessária em ambas as situações, mas fique atento, pois você pode acabar não se permitindo tempo de recuperação suficiente para o segundo exemplo, uma vez que você pode não estar se sentindo cansado.

O descanso entre exercícios depende da ordem de prescrição destes. Se o próximo exercício utilizar um grupo muscular diferente, a duração do descanso pode ser menor. Se os mesmos músculos forem treinados no próximo exercício, a duração do descanso entre as séries deve ser similar ao tempo entre dois exercícios diferentes. Se o objetivo do treino for aumentar a hipertrofia muscular, descanse de 30 a 90 segundos entre as séries. Se força absoluta for o objetivo, aumente o tempo de descanso entre as séries para dois ou três minutos ou até mais. Se resistência muscular for o objetivo, mantenha os períodos de descanso mais curtos (menos que 30 segundos).

Variabilidade e progressão

Variabilidade inclui variação de carga, velocidade de movimento, períodos de descanso e seleção de exercícios. Sem essa variabilidade, um atleta pode experimentar platôs de treinamento e talvez treinar demais ou muito pouco.

Variação de carga deve ocorrer de uma maneira periodizada baseada nas metas e objetivos do seu desenvolvimento de longo prazo. Por exemplo, para aumentar a força máxima, seu programa deve ter uma fase de hipertrofia seguida por uma fase de força. Para aumentar potência, seu programa deve progredir de uma fase de hipertrofia para uma fase de força, e em seguida para uma de potência. Para uma discussão mais aprofundada sobre periodização, verifique *Periodization: Theory and methodology of training*, de Tudor Bompa e G. Gregory Haff (Human Kinetics, 2009).

Organização diária do programa

Além do efeito total da periodização de um programa de treinamento, existem métodos particulares para organizar um programa no nível de rotina diária. O planejamento do programa diário depende de seu tempo de treinamento, objetivos, motivação, estilo de jogo, estilo de vida, responsabilidades diversas e outros fatores; do tipo de objetivos do treinamento; e do tempo disponível para treino. Muitos métodos de planejamento de programa diário são possíveis.

Uma rotina para o corpo todo é frequentemente utilizada com iniciantes, mas pode ser uma boa rotina para atletas avançados ou para aqueles com tempo de treino limitado. Divida o corpo em parte inferior, *core* e parte superior. Dentro dessas três áreas gerais, o corpo será ainda sub-dividido. Exercícios para a parte superior do corpo incluem movimentos de pressão, movimentos de pressão acima da cabeça, movimentos de puxar e movimentos de puxar acima da cabeça. Exercícios para o *core* focam em movimentos de flexão, extensão e rotação. Exercícios para a parte inferior do corpo incluem agachamentos e afundos, assim como flexão plantar e dorsiflexão dos tornozelos. Repita o programa de corpo todo até quatro vezes por semana, com pelo menos um dia de descanso entre as sessões. Em geral, é necessário treinar três vezes por semana para observar ganhos significativos, e duas vezes por semana para manter a força.

Uma segunda opção é a rotina *split*[10] (p. ex., dia 1 parte superior, dia 2 parte inferior, dia 3 descanso). Nessa organização, o corpo é dividido em dois grupos – parte superior e parte inferior. Esse modelo de programa é mais apropriado para aqueles que já têm alguma experiência de treino. A parte superior do corpo é treinada no primeiro dia de treino e a parte inferior do corpo, no segundo dia de treino. O treinamento do *core* pode ser estruturado em partes ou agrupado em uma sessão de treino separada. Contudo, considere que o *core* está ativo em quase todos os exercícios de condicionamento e de força, e que é treinado em quase todos os movimentos dentro e fora de quadra. Siga cada dia de treino com um dia de descanso, e então comece o ciclo novamente. Isso assegura descanso adequado sem a perda dos potenciais efeitos do treino.

O treinamento específico para o tênis pode ser realizado de muitas maneiras diferentes. Uma abordagem sistemática que envolva um plano periodizado e movimentos apropriados específicos do tênis proporcionará os melhores resultados, aumentando o nível da performance em quadra e reduzindo o risco de lesão. Aproveite os exercícios de *Anatomia do tênis,* que o ajudarão a aumentar seu desempenho em quadra e ficar livre de lesões.

---

[10] N.T.: Rotinas *splits* dividem o corpo em partes, de modo que cada parte é treinada em uma sessão específica.

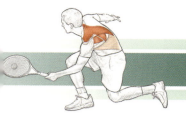

CAPÍTULO 2
OMBROS

Para um jogador de tênis, o ombro provavelmente é a articulação mais importante do corpo. O ombro não somente é uma importante área de foco para melhora da performance, como também uma das áreas mais comumente lesionadas em praticantes desse esporte. A articulação do ombro, também chamada de articulação glenoumeral, é uma articulação multiaxial esférica, o que permite que ela seja a articulação mais móvel do corpo humano, propiciando maior amplitude de movimentos. Ter uma grande amplitude de movimentos na região do ombro é uma vantagem para o jogador de tênis, visto que o esporte requer movimentos em múltiplas direções, incluindo alongamentos para executar golpes amplos de fundo de quadra, afundos para atingir voleios baixos e alcance vertical para realizar *smashes* profundos. Essa grande amplitude de movimentos em planos múltiplos, apesar de benéfica, também gera uma articulação relativamente instável. Como resultado, as lesões no ombro, tipicamente por uso excessivo, são comuns em tenistas. Os exercícios deste capítulo tanto desenvolvem os músculos do ombro envolvidos em golpes de tênis como melhoram os movimentos dessa região para uma melhor performance.

Anatomia do ombro

Três ossos – úmero, escápula e clavícula – estão envolvidos nos movimentos do ombro. O úmero, o osso longo do braço, conecta-se com a escápula na articulação do ombro, e com o rádio e a ulna, os ossos do antebraço, na altura do cotovelo. A clavícula, que se conecta ao *core* pelo esterno, forma parte da região do peitoral e se articula com a escápula. Quando a articulação do ombro se move, os músculos em torno do ombro movem a escápula para ajudar a aumentar a amplitude de movimento do ombro. Sem o movimento escapular, a articulação do ombro sozinha pode mover apenas aproximadamente 120° de flexão ou abdução. O movimento da escápula permite à articulação do ombro adicionar aproximadamente 60° de movimento em cada uma dessas direções.

Vários músculos estão envolvidos no movimento do ombro. Subescapular, supraespinal, infraespinal e redondo menor, bem como seus tendões e ligamentos relacionados, compõem o manguito rotador (Fig. 2.1), que é uma das áreas mais comumente lesionadas do ombro, particularmente quando relacionada com lesão por esforço repetitivo. (Lesões de ombro e outras lesões comuns no tênis são discutidas com mais detalhes no Capítulo 10, juntamente a exercícios para a prevenção e reabilitação dessas lesões.) Os músculos do manguito rotador são relativamente pequenos e seus tendões cruzam a frente, o topo e a parte de trás da cabeça do úmero. O manguito rotador desempenha um papel vital na manutenção da cabeça do úmero na posição correta, dando suporte ao músculo mais potente da região do ombro – o deltoide (Fig. 2.2).

Tecnicamente, o complexo do ombro consiste em quatro articulações – esternoclavicular, acromioclavicular, glenoumeral e escapulotorácica – que controlam o posicionamento do úmero, da escápula e da clavícula. A articulação esternoclavicular conecta o complexo do ombro ao esqueleto axial e permite elevação e abaixamento, protração e retração, e rotação no eixo longitudinal da clavícula. A articulação acromioclavicular conecta a clavícula ao acrômio da escápula e contribui para o movimento total do braço. Os dois movimentos fundamentais são elevação e abaixamento durante a abdução do úmero e um movimento de deslizamento quando o ombro flexiona e estende. As superfícies articulares da articulação glenoumeral são a cabeça do úmero

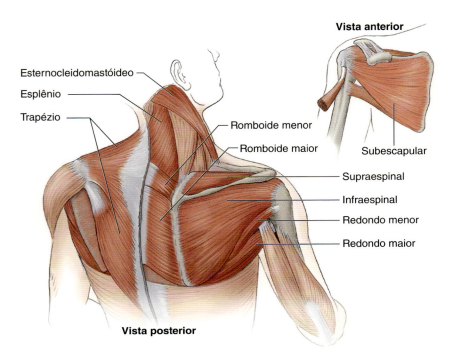

Figura 2.1 Músculos da escápula e do manguito rotador.

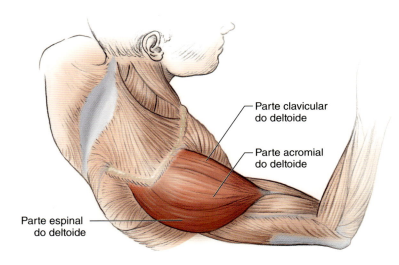

Figura 2.2 Músculo deltoide.

e a cavidade glenoidal da escápula. A maneira como ambos são curvados permite uma grande gama de movimentos em todas as direções, porém propicia uma estabilidade mínima. A articulação escapulotorácica não somente serve como um mecanismo de proteção para alguém que cai com o braço estendido, mas também auxilia na estabilidade glenoumeral e melhora a movimentação braço-tronco.

O grupo composto por deltoide, coracobraquial, redondo maior e manguito rotador consiste nos músculos intrínsecos da articulação glenoumeral. Esses músculos têm origem na escápula e clavícula e se inserem no úmero. O latíssimo do dorso e o peitoral maior são os músculos extrínsecos da articulação glenoumeral. Esses músculos têm origem no tronco e se inserem no úmero. O bíceps braquial e o tríceps braquial também estão envolvidos no movimento glenoumeral. Primariamente, o bíceps braquial auxilia na adução horizontal e na flexão do ombro, enquanto a cabeça longa do tríceps braquial auxilia na abdução horizontal e na extensão.

A atividade muscular atinge seu ponto mais alto durante o movimento de saque. Assim, o saque pode ser considerado o golpe mais extenuante do tênis. Na fase de flexão dos joelhos do saque, que coloca o ombro em rotação lateral máxima, há atividade muscular moderadamente alta dos músculos supraespinal, infraespinal, subescapular, bíceps braquial e serrátil anterior, destacando a importância de exercícios tanto de estabilização escapular como de força do manguito rotador anterior e posterior. A fase de aceleração, que começa com rotação lateral máxima e termina no contato com a bola, é caracterizada por alta atividade dos músculos peitoral maior, subescapular, latíssimo do dorso e serrátil anterior. Esses músculos estão muito ativos durante a potente rotação medial concêntrica do úmero. Durante a fase de *follow-through* (terminação) após o contato, músculos posteriores do manguito rotador, serrátil anterior, bíceps braquial, deltoide e latíssimo do dorso mostram atividade moderadamente alta para ajudar a criar contrações musculares excêntricas, a fim de desacelerar o úmero e proteger a articulação glenoumeral.

Golpes de tênis e movimentos do ombro

Para um jogador de tênis, o ombro é uma das áreas mais usadas (e algumas vezes usada em excesso) do corpo. Tipicamente, isso faz dela uma das regiões mais lesionadas, especialmente em jogadores de competição. Em adição à demanda repetitiva do ombro, o tênis também requer padrões de movimento explosivos e trabalho muscular concêntrico e excêntrico de esforço máximo altamente intensivo.

Golpes de fundo de quadra requerem do ombro ações predominantemente horizontais, usando uma combinação de abdução e rotação lateral para o *backswing* (fase de preparação) no *forehand* e o *follow-through* no *backhand*, além de uma combinação de abdução e rotação medial para o *forward swing* (fase de aceleração) no *forehand* e para o *backswing* (fase de preparação) no *backhand*.

O saque do tênis é uma sequência mais complexa que se utiliza de uma combinação de movimentos horizontais e verticais. Abdução horizontal e rotação lateral ocorrem durante o *backswing* (fase de preparação), com retração e abaixamento da escápula na fase de flexão máxima dos joelhos. A partir dessa fase, elevação escapular, abdução horizontal e extensão do ombro movem o braço para o contato. Rotação medial, extensão do ombro e adução completam o *follow-through*. Os músculos do manguito rotador desempenham papel vital na estabilização do úmero no ombro durante todos os movimentos do tênis, mas são especialmente cruciais durante as fases de aceleração e *follow-through* do saque (Fig. 2.3). Os músculos do manguito rotador ajudam na produção de potência durante a aceleração e propiciam força excêntrica para ajudar a desacelerar o braço após o contato, no *follow-through*. Tem sido reportado que, durante a explosiva rotação medial que ocorre no momento do saque, a rotação do ombro pode alcançar velocidades angulares de

1.074 a 2.300 graus por segundo. Depois do contato, a desaceleração deve ocorrer através da força excêntrica do manguito rotador e das musculaturas relacionadas. No nível masculino profissional, o saque dos jogadores pode alcançar velocidade de aproximadamente 225 Km/h. Uma preparação apropriada da musculatura do ombro, portanto, é vital.

Os voleios do tênis requerem menor movimentação muscular e articular em comparação com golpes de fundo de quadra e saques. Para um voleio de *forehand*, rotação lateral e adução leves, seguidas de abdução do ombro, permitem ao jogador completar o golpe. O voleio de *backhand* envolve rotação medial e abdução leves, seguidas por rotação lateral e adução de ombro leves.

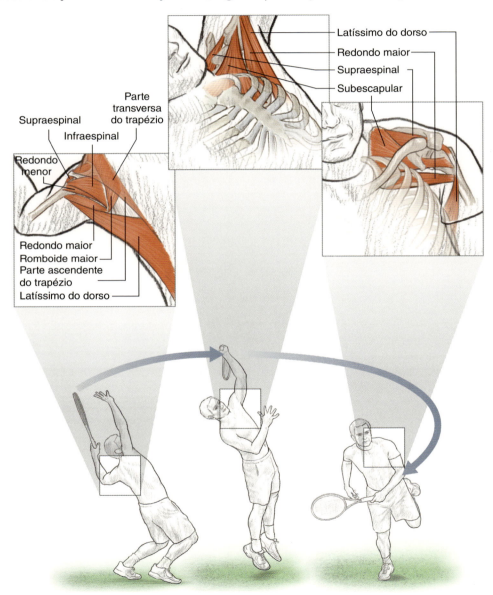

Figura 2.3 Mudanças na cabeça do úmero durante o saque.

Exercícios para os ombros

Os exercícios que se seguem beneficiarão a articulação do ombro. Em particular, você desenvolverá músculos fortes no entorno da articulação do ombro, tanto para prevenir lesões como para melhorar o desempenho. Enquanto executa esses exercícios, contraia os músculos do *core* para desenvolver uma região abdominal forte. Isso ajudará no equilíbrio, na postura e na transferência de forças da parte inferior para a superior do corpo em cada golpe. Para exercícios que necessitem de resistência de um cabo ou tubo elástico, use um aparelho de musculação ou prenda-o a uma base estável.

Embora um programa de exercícios deva ser altamente personalizado, todo exercício possui alguns princípios básicos. Um programa inicial que inclua os exercícios seguintes deve promover um equilíbrio apropriado entre as partes anterior e posterior, e entre os lados esquerdo e direito do corpo. Recomendamos começar com duas ou três séries de 10 a 12 repetições até que você adquira uma base mais forte. Certifique-se de que você tenha o tempo de descanso adequado entre cada sessão de exercícios (pelo menos um dia) para ajudar seus músculos a se recuperarem. Sem dúvida, o melhor programa de treinamento é aquele planejado com base em suas necessidades e objetivos de desempenho individuais. Nível básico de aptidão física, idade, experiência e agenda de torneios são todos fatores importantes. Um especialista certificado em treino de força e condicionamento com um bom conhecimento sobre tênis seria de muita ajuda para elaborar um programa e também para instruir a técnica apropriada para cada um dos exercícios.

ELEVAÇÃO FRONTAL

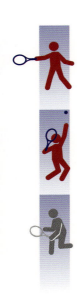

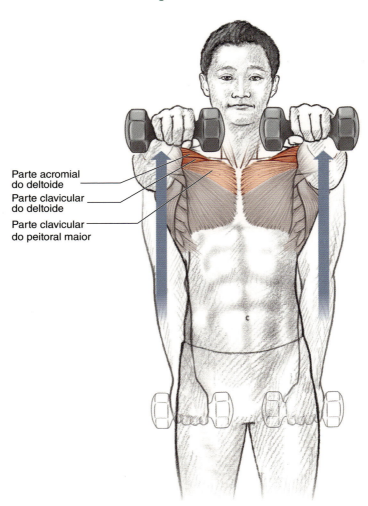

Parte acromial do deltoide
Parte clavicular do deltoide
Parte clavicular do peitoral maior

Execução

1. Fique em pé, com as costas eretas e os ombros para trás, contraindo as escápulas uma contra a outra. Segure um halter leve (menos de 4,5 kg) em cada mão. Descanse suas mãos em frente às coxas, com as palmas viradas para baixo. Esta é a posição inicial.
2. Enquanto mantém os braços estendidos, eleve ambos os braços na frente do corpo, até a altura dos ombros, bem na frente do peito, com as palmas das mãos para baixo. Segure os pesos na altura dos ombros por dois segundos.
3. Abaixe os braços lentamente até a posição inicial e repita.

Músculos envolvidos

Primários: Partes clavicular e acromial do deltoide
Secundário: Parte clavicular do peitoral maior

Enfoque no tênis

A região anterior do ombro é um componente importante na elevação do braço para um *forehand* de fundo de quadra, especialmente em bolas altas. É importante desenvolver a região anterior do ombro porque ela influencia diretamente os aspectos de aceleração de saques e golpes de fundo de quadra. Uma porção anterior dos ombros enfraquecida irá requerer que os músculos, tendões e ligamentos do bíceps braquial e dos peitorais executem mais trabalho do que o necessário, o que pode resultar em lesão.

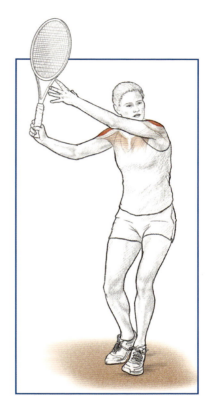

ELEVAÇÃO LATERAL

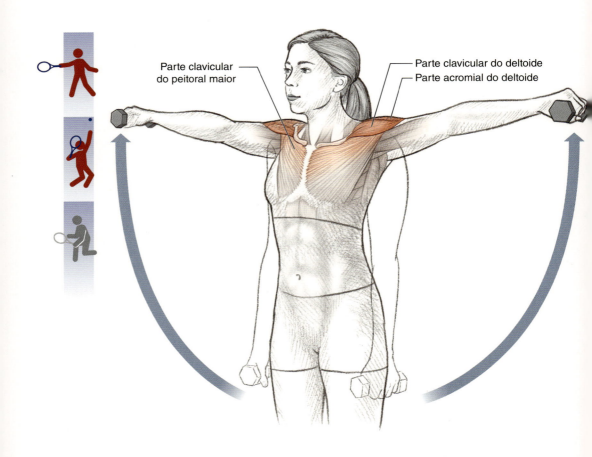

Execução

1. Em pé, com as costas eretas e os ombros para trás, contraindo as escápulas uma contra a outra. Segure um halter leve (menos de 4,5 kg) em cada mão. Descanse suas mãos no lado externo das coxas, com as palmas voltadas para dentro.
2. Enquanto mantém os braços estendidos, eleve ambos os braços lateralmente (abdução), trazendo os pesos até a altura dos ombros, enquanto mantém as palmas das mãos voltadas para baixo. Mantenha os punhos firmes e os braços estendidos. Segure por dois segundos.
3. Abaixe os braços lentamente até a posição inicial e repita.

Músculos envolvidos

Primários: Partes clavicular e acromial do deltoide
Secundário: Parte clavicular do peitoral maior

Enfoque no tênis

A face lateral da região do ombro, especificamente a parte acromial do músculo deltoide, é importante em todos os movimentos que requerem a abdução dos braços. Este é um componente visto durante golpes de tênis, em especial no *backhand* de fundo de quadra, do final do *backswing* (fase de preparação) até a continuação do movimento. Ainda que o manguito rotador ajude a estabilizar a articulação do ombro durante os golpes de tênis, ter um músculo deltoide forte e resistente à fadiga também irá ajudar a proteger o ombro. É especialmente importante para aqueles que usam o golpe de *backhand* com apenas uma mão porque a parte acromial do deltoide é um dos principais músculos envolvidos tanto no aspecto de aceleração como no de desaceleração do golpe. A parte acromial do deltoide também é importante durante o *backswing* (fase de preparação) que compõe o saque, momento em que o braço está em abdução.

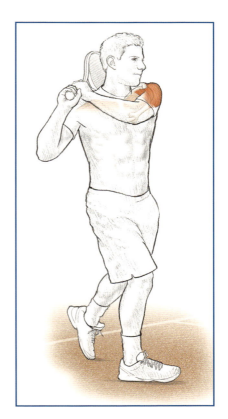

CRUCIFIXO INVERTIDO COM OS COTOVELOS FLEXIONADOS

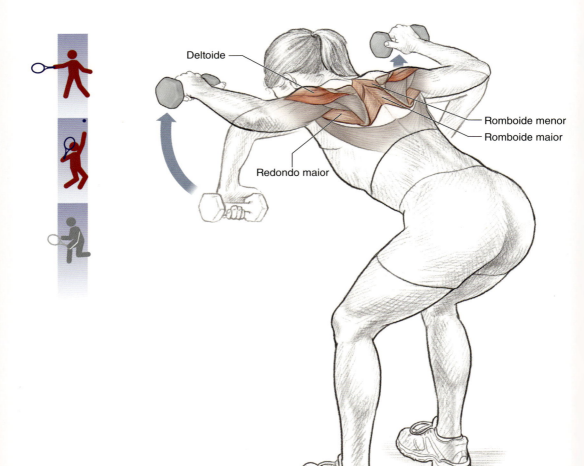

Execução

1. Fique em pé, com os pés afastados na linha dos ombros. Com os joelhos levemente flexionados, flexione o quadril e mantenha as costas retas. Segure um halter leve (menos de 4,5 Kg) em cada mão. Estenda os braços em direção ao solo, com as palmas das mãos viradas para baixo. Flexione os cotovelos a aproximadamente 90°, com as articulações dos dedos em direção ao chão.
2. Enquanto mantém um ângulo de aproximadamente 90° nos cotovelos, levante os antebraços lentamente, conduzindo os halteres à altura dos ombros. Mantenha por dois segundos.
3. Abaixe lentamente os braços até a posição inicial e repita.

Músculos envolvidos

Primário: Deltoide
Secundários: Redondo maior, romboide maior e romboide menor

Enfoque no tênis

A região posterior dos ombros é um componente importante na desaceleração do braço depois de um golpe de tênis. É necessária em todos os golpes, mas a maior força é observada depois do contato com a bola no saque. É importante ter força adequada nos músculos posteriores do ombro. Isso ajudará no desenvolvimento da força em um movimento diretamente correlacionado ao *backhand* de fundo de quadra. Forçar as escápulas uma contra a outra (retração) no topo do movimento ativa os romboides em grande medida, o que ajuda a desenvolver um controle escapular apropriado e a prevenir lesões no ombro.

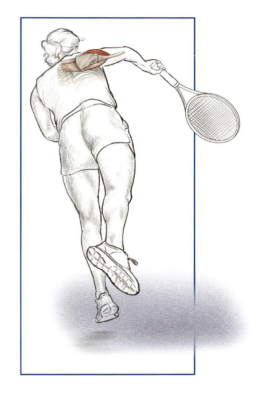

RETRAÇÃO ESCAPULAR DO COTOVELO PARA O QUADRIL

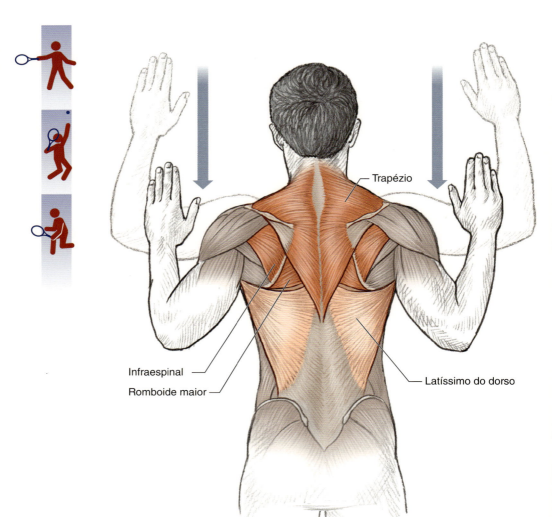

Execução

1. Fique em pé, com os pés afastados na linha dos ombros e os joelhos levemente flexionados, com os ombros em ângulo de 90° e com os cotovelos também em ângulo de 90°. Esta é a posição inicial.
2. Abaixe os ombros lentamente em direção ao quadril de maneira controlada, contraindo os romboides na parte superior das costas. Mantenha no ponto mais baixo do movimento por dois a quatro segundos.
3. Lentamente levante os braços até a posição inicial e repita.

Músculos envolvidos

Primários: Trapézio, infraespinal, romboide maior, romboide menor
Secundário: Latíssimo do dorso

Enfoque no tênis

A posição escapular desempenha um papel no risco de lesão do atleta. O exercício de retração escapular do cotovelo para o quadril está focado nos músculos que estão envolvidos em manter bom posicionamento escapular. Este exercício é um movimento predominante de postura e é particularmente importante porque muitos jogadores de tênis têm a musculatura estabilizadora da escápula mais fraca do que o necessário. O foco deste exercício é fortalecer os músculos envolvidos na estabilização da escápula, o que ajudará não somente na prevenção de lesões, mas também em um mecanismo de golpe mais eficiente, resultando em grande produção de potência nos golpes de tênis. Além de melhorar a postura, este exercício estimula diretamente as contrações musculares similares àquelas experimentadas durante a fase de flexão máxima dos joelhos no saque e também durante o voleio de *forehand* com uma posição de contato próxima.

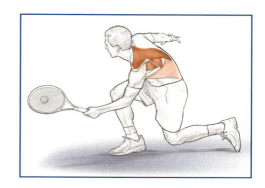

ROTAÇÃO LATERAL

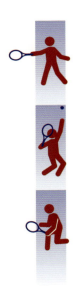

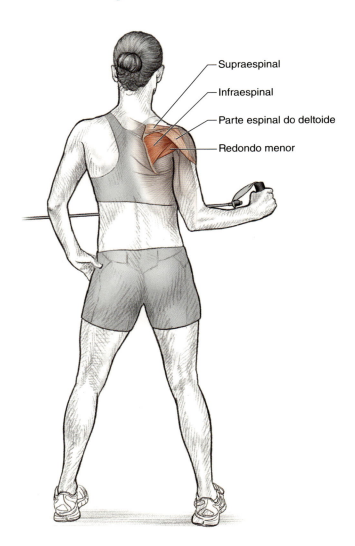

- Supraespinal
- Infraespinal
- Parte espinal do deltoide
- Redondo menor

Execução

1. Fique em pé, de lado, e segure o cabo de resistência com a mão oposta, posicionando o cotovelo perto do quadril em um ângulo de 90° e o antebraço paralelo ao chão. Esta é a posição inicial.
2. De maneira lenta, gire o ombro externamente (afastando do corpo) contra a resistência do cabo, certificando-se de que o antebraço permaneça paralelo ao chão e, mantendo a posição de seu ombro, de que a cintura não gire durante o movimento. Mantenha a resistência controlada próximo do final da amplitude do movimento por dois segundos.
3. Retorne lentamente à posição inicial e repita de 10 a 12 vezes. Depois, execute o mesmo movimento com o braço oposto.

Músculos envolvidos

Primários: Infraespinal, redondo menor
Secundários: Supraespinal, parte espinal do deltoide

Enfoque no tênis

A força e a resistência do manguito rotador são primordiais para o sucesso no tênis, seja o caso de você querer executar saques a 210 km/h ou de ser capaz de resistir a uma partida de três horas sem fadiga ou dor. Treine os músculos do manguito rotador regularmente para prevenir lesões e melhorar o desempenho. O exercício de rotação lateral foca nos rotadores laterais e é muito importante na desaceleração do braço após o contato com a bola. A rotação lateral é um fator crucial em muitos golpes de tênis, incluindo o *backswing* (fase de preparação) do *forehand*. Durante o *backswing* (fase de preparação), o braço sofre abdução. Um ombro forte ajuda a armazenar energia potencial a ser liberada durante a fase de continuação do movimento no *forehand*. Uma vez que este exercício é executado no plano transverso, ele é altamente específico para melhorar a desaceleração depois do contato com a bola em golpes de fundo de quadra. Ter a força apropriada para desacelerar o braço de maneira eficiente é importante para prevenir lesões do ombro e do braço.

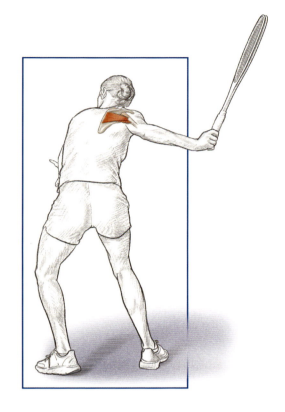

VARIAÇÃO

Coloque uma toalha entre o cotovelo e a lateral do quadril durante o exercício de rotação lateral. Isso proporciona um melhor posicionamento para a execução do exercício e também aumenta a ativação muscular da região posterior do ombro – o infraespinal e o redondo menor – em aproximadamente 20%.

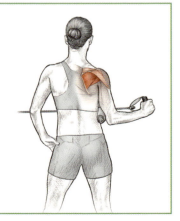

ROTAÇÃO LATERAL COM ABDUÇÃO 90/90

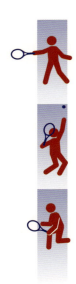

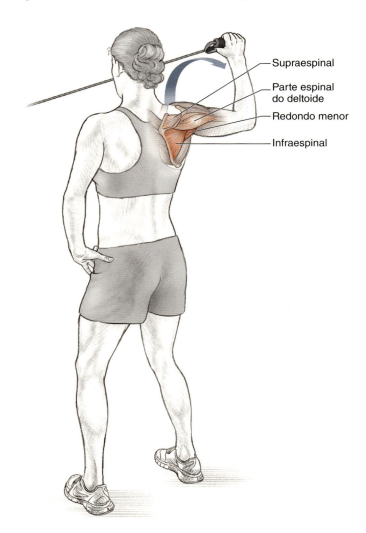

Supraespinal
Parte espinal do deltoide
Redondo menor
Infraespinal

Execução

1. Fique em pé, com os pés afastados na linha dos ombros, de frente para o ponto de fixação do cabo. Segure o cabo de resistência na altura do ombro com um ângulo de 90° no ombro e um ângulo de 90° no cotovelo. Esta é a posição inicial.
2. De maneira lenta, gire o ombro lateralmente contra a resistência. O antebraço começa paralelo ao chão e termina o movimento perpendicularmente a ele (rotação lateral nos ombros). Mantenha a resistência controlada próximo do final da amplitude do movimento por dois segundos.
3. Retorne lentamente à posição inicial e repita por 10 a 12 vezes. Depois execute o mesmo movimento com o braço oposto.

Músculos envolvidos

Primários: Infraespinal, redondo menor
Secundários: Supraespinal, parte espinal do deltoide

Enfoque no tênis

Similar ao exercício de rotação lateral, o exercício de rotação lateral com abdução 90/90 foca nos rotadores laterais, que são muito importantes na desaceleração do braço após o contato com a bola. Pelo fato de este exercício ser executado no plano sagital, ele é altamente específico para melhorar a habilidade de desacelerar o braço após o contato com a bola no saque. Também é importante durante as contrações concêntricas da fase de flexão máxima dos joelhos, no saque. Este exercício requer boa estabilidade da cápsula da articulação do ombro e ajuda a fortalecer os músculos requisitados na desaceleração do braço após o saque.

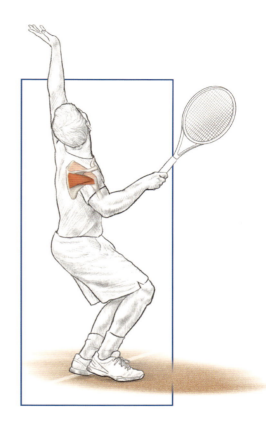

ROTAÇÃO MEDIAL COM ABDUÇÃO 90/90

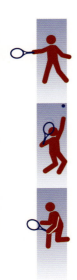

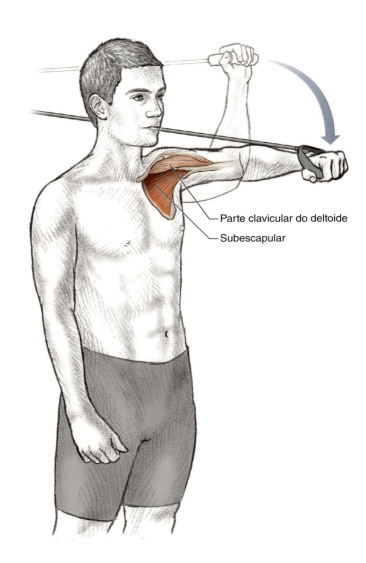

Parte clavicular do deltoide
Subescapular

Execução

1. Fique em pé, com os pés afastados na linha dos ombros, de costas para o ponto de fixação do cabo. Segure o cabo de resistência na altura do ombro, com um ângulo de 90° no ombro e um ângulo de 90° no cotovelo. Esta é a posição inicial.
2. De maneira lenta, gire o ombro medialmente contra a resistência. O antebraço começa perpendicular ao solo e termina o movimento paralelamente a ele. Mantenha a resistência controlada próximo do final da amplitude do movimento por dois segundos.
3. Retorne lentamente à posição inicial e repita por 10 a 12 vezes. Depois execute o mesmo movimento com o braço oposto.

Músculos envolvidos

Primário: Subescapular
Secundário: Parte espinal do deltoide

Enfoque no tênis

Um manguito rotador forte é importante no tênis, em especial imediatamente antes e durante o contato com a bola. O exercício de rotação medial com abdução 90/90 foca especificamente no fortalecimento dos músculos estabilizadores menores requisitados para manter o ombro em posição. Pelo fato de este exercício ser executado no plano sagital, ele é altamente específico para melhorar a força dos estabilizadores durante a fase de aceleração do saque. Este exercício aumentará a velocidade do saque à medida que o jogador melhora a capacidade de produção de potência ao longo das fases de contato e *follow--through* (terminação) no saque.

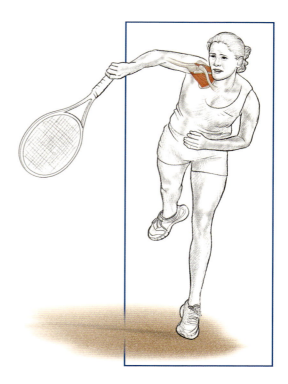

REMADA BAIXA

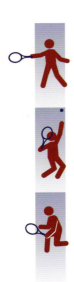
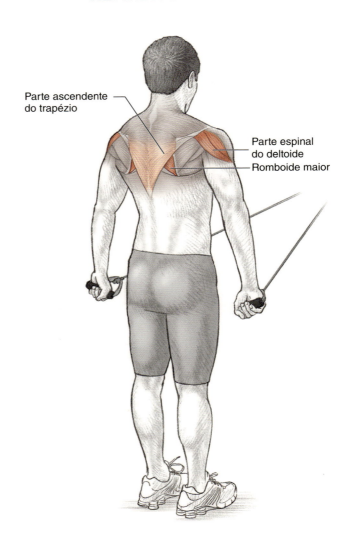

Parte ascendente do trapézio
Parte espinal do deltoide
Romboide maior

Execução

1. Fique em pé de frente para o ponto de fixação do cabo. Com as mãos para baixo e na frente do corpo, segure um cabo de resistência em cada mão. Ative os romboides pressionando as escápulas uma contra a outra.
2. Empurre lentamente suas mãos para trás contra a resistência enquanto mantém os braços estendidos. Mantenha os punhos em posição estável. Mantenha a resistência controlada próximo do final da amplitude do movimento por dois segundos.
3. Retorne lentamente à posição inicial e repita.

Músculos envolvidos

Primários: Parte espinal do deltoide, romboide maior, romboide menor
Secundário: Parte ascendente do trapézio

Enfoque no tênis

Jogadores de tênis devem ser bem equilibrados em seu desenvolvimento muscular. O exercício de remada baixa foca nos músculos da parte superior das costas e da parte posterior do ombro, que são tipicamente pouco treinados em jogadores de tênis – parte espinal do deltoide, romboides e até a parte ascendente do trapézio. A remada baixa ajuda a prevenir lesões e a fortalecer os músculos vitais usados para ajudar a parte superior do corpo a desacelerar depois de um golpe de fundo de quadra ou saque potentes. Esses músculos também são ativados concentricamente na fase de aceleração do *backhand* com uma ou duas mãos. Outro benefício desse exercício é melhorar o posicionamento escapular e o alinhamento dos ombros no repouso. Uma postura apropriada limita a probabilidade de impacto no ombro – relacionado a dor, contração e fraqueza no aspecto anterior do ombro e músculos peitorais. Impacto do ombro, especificamente na parte frontal, resulta em dor e potencial redução de velocidade do golpe. Impacto contínuo pode resultar em lesões mais severas que podem requerer cirurgia. É importante melhorar a postura dos ombros para prevenir essas lesões.

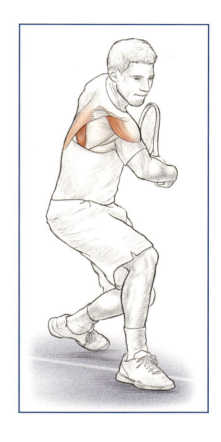

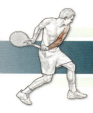

BRAÇOS E PUNHOS

CAPÍTULO 3

Conforme o jogador de tênis produz forças de reação a partir do solo, de baixo para cima, essas forças são transferidas sequencialmente através das pernas, quadril, tronco, ombro, braço e raquete, formando um sistema interligado. Essa ligação cinética, ou cadeia cinética, propicia a base para um movimento ritmado, além de produzir força. Para um jogador de tênis, o braço e o punho ligam a parte inferior do corpo e o tronco à raquete, que é o último elo antes do contato com a bola. Se os braços e os punhos não forem fortes ou flexíveis, a potência produzida ao longo da parte inferior do corpo e do *core* não será transferida de maneira eficiente até a bola, o que resultará na redução da potência no golpe e *spin*.

Anatomia do braço e do punho

O cotovelo divide o braço em componentes inferior e superior. O cotovelo é uma articulação em dobradiça restringida a dois movimentos – extensão e flexão. A extensão do cotovelo ocorre quando você estende o seu antebraço a partir de um ângulo de 90° no cotovelo. A flexão do cotovelo é o oposto: você diminui o ângulo do cotovelo trazendo o antebraço para perto do braço. O osso que liga o cotovelo ao ombro é o úmero. A parte inferior do braço, tipicamente chamada de antebraço, é formada pelo rádio e pela ulna.

Os flexores primários do cotovelo são o bíceps braquial e o braquial (Fig. 3.1). O bíceps braquial tem duas cabeças – uma longa e uma curta –, as quais cruzam a articulação do ombro e se ligam à escápula. Além de ser um flexor do cotovelo, o bíceps braquial contribui para o movimento de supinação do antebraço, que é a posição do braço quando a palma da mão está virada para cima. Por outro lado, pronação descreve o movimento do braço quando a palma da mão está virada para baixo. O braquial está situado abaixo do bíceps braquial e se levanta no ponto médio do úmero. Ele se liga à ulna após passar anteriormente (em frente) à articulação do cotovelo. Um músculo menor que algumas vezes contribui para a flexão do cotovelo é o braquiorradial. Este músculo se origina da face lateral do úmero em um ponto logo acima do cotovelo e percorre a parte lateral do antebraço, para então se ligar ao rádio, exatamente sobre a articulação do punho.

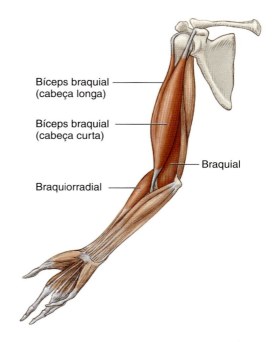

Figura 3.1 Músculos bíceps braquial, braquial e braquiorradial.

45

O extensor primário do cotovelo é o tríceps braquial (Fig. 3.2). O termo *tríceps* se refere às três cabeças da ligação proximal do músculo, e *braquial* se refere a sua origem no braço. As cabeças medial e curta do tríceps têm origem em locais de ligação do úmero, e a cabeça longa cruza a articulação do ombro e se ergue da escápula. As três cabeças se unem para formar o tendão que cruza por trás da articulação do cotovelo e que se insere na fossa do olécrano da ulna. A fossa do olécrano forma a extremidade do cotovelo quando flexionado a 90°. Um músculo triangular muito menor, chamado ancôneo, ajuda o tríceps na extensão da articulação do cotovelo e tem um papel importante na estabilização dessa articulação. O ancôneo está muito próximo da cabeça curta do tríceps; algumas vezes, as fibras dos dois músculos se misturam.

Os músculos do antebraço consistem em flexores e extensores (Fig. 3.3). Como o nome sugere, o pronador redondo leva o antebraço em pronação. Em conjunto com braquiorradial, palmar longo, flexor radial do carpo e flexor ulnar do carpo, o pronador redondo também auxilia na flexão do antebraço. O ancôneo, extensor radial longo do carpo, extensor radial curto do carpo e extensor dos dedos estendem o antebraço. O extensor ulnar do carpo estende o punho. Cada um desses músculos é importante na transferência de forças para a raquete e na estabilização do cotovelo e do punho. Adicionalmente à flexão e extensão, o punho também faz abdução e adução, que constituem movimentos importantes no jogo de tênis moderno, particularmente nos movimentos de *swing* do *forehand* e *backhand*. O extensor radial longo do carpo é o abdu-

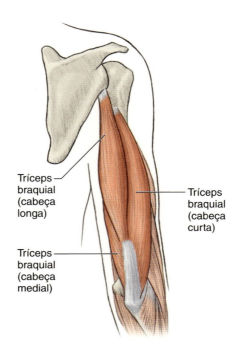

Figura 3.2 Músculo tríceps braquial.

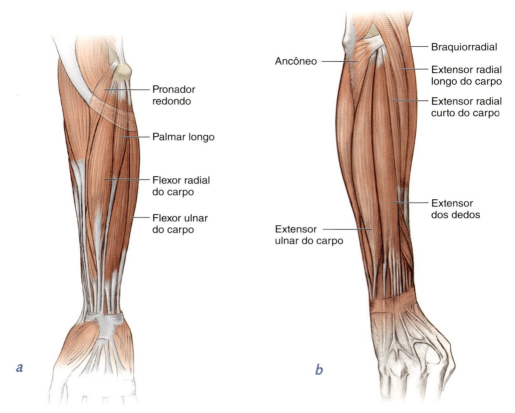

Figura 3.3 Músculos do antebraço: (a) região anterior; (b) região posterior.

tor primário do punho, enquanto o extensor ulnar do carpo é o adutor primário do punho. Esses movimentos são referidos frequentemente como flexão ulnar (adução) e flexão radial (abdução), ou, algumas vezes, como desvio ulnar e radial.

Há uma interação real entre contrações concêntricas e excêntricas durante os golpes de tênis, especialmente nos músculos superiores e inferiores do braço. Por exemplo, durante o *forward swing* (fase de aceleração) em *forehand*, contrações concêntricas da parte clavicular do deltoide, subescapular e peitoral maior produzem movimento horizontal do braço e rotação medial. O latíssimo do dorso e os flexores do punho também agem concentricamente, enquanto os pronadores do antebraço, que o inclinam, e o bíceps, que estende e flexiona o cotovelo, alternam contrações concêntricas e excêntricas.

No *forward swing* (fase de aceleração) em *backhand* com uma mão, o infraespinal, redondo menor, parte espinal do deltoide e trapézio contraem-se concentricamente para produzir abdução e extensão horizontal do braço. O tríceps braquial contrai concentricamente para estender o cotovelo, e os extensores e adutores do punho contraem concentricamente para estender e aduzir o punho. O bíceps braquial contrai excentricamente para estender o cotovelo. No *backhand* com duas mãos, esses mesmos músculos são ativados no lado dominante. Contudo, alguns músculos também contraem do lado não dominante durante a fase de aceleração. A parte clavicular do deltoide, subescapular, bíceps braquial, serrátil anterior, peitoral maior e flexores e abdutores do punho contraem concentricamente para adução e flexão horizontal do braço. Voleios seguem padrão muscular similar aos respectivos golpes de fundo de quadra.

Durante a fase de aceleração do saque, o subescapular, o peitoral maior, a parte clavicular do deltoide e o tríceps braquial contraem concentricamente para produzir elevação e movimento dianteiro do braço. O tríceps braquial contrai concentricamente para estender o cotovelo. O latíssimo do dorso, subescapular, peitoral maior e os pronadores do antebraço contraem concentricamente para produzir rotação medial do ombro e pronação do antebraço. Os flexores do punho contraem concentricamente para flexionar o punho.

Golpes de tênis e movimentação de braços e punhos

O tênis evoluiu muito nos últimos 30 anos, em parte graças ao desenvolvimento da tecnologia da raquete e do encordoamento. Com esses avanços, vemos muito mais golpes de fundo de quadra em *open-stance*. Os golpes se tornaram mais violentos, o que requer mais força para ajudar a proteger as articulações mais envolvidas, especialmente aquelas ligadas aos músculos do braço. Estes devem contrair concentricamente para fornecer força para os diferentes golpes, mas também precisam fornecer força excêntrica para frear o movimento ao longo do *follow--through* (terminação). Temos visto um aumento nas lesões de punho em razão dos desvios radial e ulnar mais vigorosos que as raquetes modernas permitem. Fortalecer os flexores e extensores e os abdutores e adutores constitui uma necessidade. Um equilíbrio apropriado em cada um desses grupos musculares é a chave para o sucesso.

O tríceps braquial na parte posterior do braço é um músculo importante para o jogador de tênis porque fornece suporte para os ombros e cotovelos. De uma perspectiva de desempenho, o tríceps braquial desempenha um papel importante no saque, *smash*, *backhand* e voleio. Por exemplo, um dos últimos segmentos da cadeia cinética no saque ou *smash* é a extensão do cotovelo imediatamente antes do contato com a bola. Esse movimento é produzido por uma potente contração do tríceps braquial, que transfere forças provenientes do tronco e do braço para a raquete. De uma perspectiva de prevenção contra lesões, um tríceps braquial fortalecido alivia o estresse nas articulações do punho, cotovelo e ombro, reduzindo o risco de lesão. Uma vez que o tênis é jogado com uma raquete e que a partida pode durar horas, força na empunhadura e no antebraço e resistência muscular são vitais para um jogador de tênis se desenvolver. Quanto mais força na empunhadura e no antebraço o jogador tiver, menos estresse ele colocará nas articulações do punho e do cotovelo. Força adequada no antebraço e na empunhadura também pode reduzir a probabilidade de lesões relacionadas ao ombro. Um jogador que tenha empunhadura ou antebraço fracos pode tentar compensá-los com o ombro, o que aumenta o risco de lesão.

Exercícios para braços e punhos

Quando aplicados corretamente, os exercícios apresentados nas páginas a seguir desenvolvem força no braço e equilíbrio muscular. No geral, é vantajoso fortalecer igualmente o braço dominante e o não dominante. Isso é apropriado tanto para o antebraço quanto para o braço, mesmo que o braço dominante vá naturalmente desenvolver mais força, por causa das características do esporte. Exercícios de fortalecimento devem focar em equilíbrio e resistência muscular. Desse modo, recomendamos que você use pesos leves e um número maior de repetições, especialmente para os antebraços. Tipicamente, o peso não excederá 3 ou 4 kg, e o número de repetições será de 12 a 15, a menos que se indique o contrário. Movimentos em direções diversas que são similares à trajetória de movimento dos golpes devem ser incorporados em um programa de treinamento e foram destacados nos exercícios a seguir. Braços apropriadamente fortalecidos o ajudarão a melhorar seu desempenho em quadra e também a proteger seus ombros, cotovelos e punhos contra lesões.

TRÍCEPS COM POLIA ALTA, MÃOS EM PRONAÇÃO

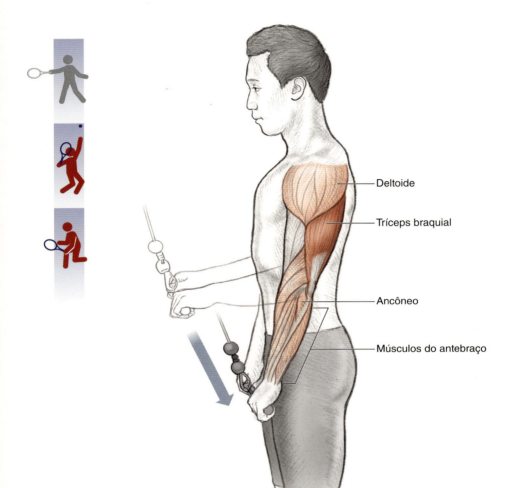

Execução

1. Fique em pé com os pés unidos e o *core* contraído. Segure a barra curta de uma polia ou de um *pulley* com uma pegada pronada na largura dos ombros. Comece com a barra no nível da cintura, com os cotovelos flexionados a aproximadamente 90°.
2. Mantendo as costas eretas e os braços rígidos, empurre a barra para baixo até as coxas. O único movimento deve ser a extensão da articulação do cotovelo. Você sentirá o tríceps contrair durante esse movimento. Segure na posição baixa por dois segundos.
3. Lentamente, retorne à posição inicial e repita.

Músculos envolvidos

Primário: Tríceps braquial
Secundários: Deltoide, ancôneo e músculos do antebraço

Enfoque no tênis

Durante o *backswing* (fase de preparação) do saque e do *smash*, o músculo tríceps braquial é colocado em "alongamento" para estocar energia potencial, que é transformada em energia cinética utilizável durante o *forward swing* (fase de aceleração) desses golpes. Durante o *forward swing* (fase de aceleração), o tríceps braquial se contrai concentricamente um pouco antes, durante e após o contato com a bola, o que ajuda a transferir a energia produzida ao longo da parte inferior do corpo e do *core* para a raquete e a bola. Nos golpes de *backhand* de fundo de quadra com uma ou duas mãos, ocorre uma sequência de contração muscular similar, sendo a maior diferença o fato de o saque requerer um padrão mais vertical de movimento, enquanto que o *backhand* resulta de um padrão de movimento mais horizontal. Voleios em *forehand* ou *backhand* também envolvem contrações do tríceps braquial, mas estas são predominantemente isométricas. A articulação do cotovelo não estende ou flexiona substancialmente durante o golpe, mas o tríceps braquial ainda assim contrai para garantir um contato sólido com a bola e uma potência apropriada para o golpe. Força e resistência no tríceps braquial são fatores preventivos importantes na redução da probabilidade de lesões no braço e nos ombros.

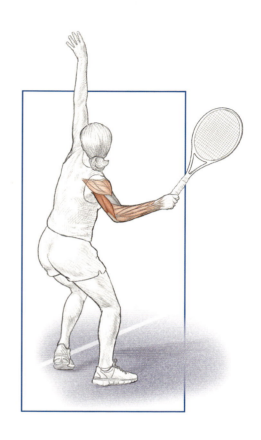

VARIAÇÃO
TRÍCEPS COM CORDA, MÃOS EM PRONAÇÃO

Usar uma corda no lugar da polia causa uma pronação forçada do punho, o que faz a cabeça curta do tríceps braquial trabalhar, importante elemento nas fases de amplitudes extremas dos golpes em *backhand* e no *follow-through* (terminação) dos voleios. O desenvolvimento da cabeça curta do tríceps braquial pode melhorar o desempenho nesses golpes e também reduzir a probabilidade de lesão.

EXTENSÃO DOS ANTEBRAÇOS NO BANCO

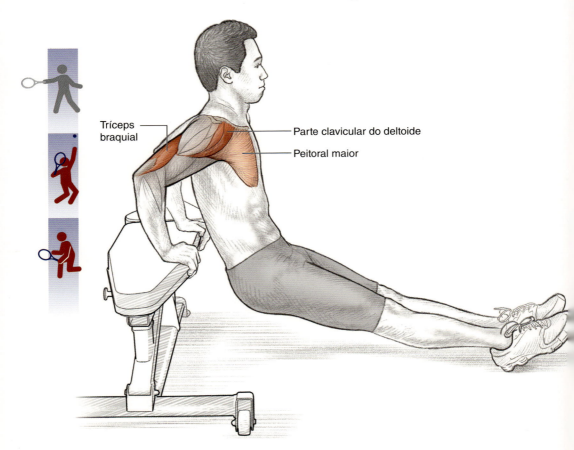

Execução

1. Fique de costas para o banco. Coloque as palmas das mãos viradas para baixo na borda do banco, com seus dedos apontando para a frente. Endireite as pernas, com os calcanhares no chão e os dedos dos pés apontados para cima. (Outra opção é colocar seus calcanhares em outro banco da mesma altura, para obter uma maior resistência.) Na posição inicial, os braços estão quase completamente estendidos, com os cotovelos flexionados entre 150° e 180°.
2. Flexione lentamente os cotovelos, abaixando o tronco até que os braços estejam aproximadamente paralelos ao chão. Mantenha o tronco ereto.
3. Empurre seus braços contra o banco, focando na contração concêntrica do tríceps braquial para estender os braços até que os cotovelos retornem à posição inicial. Repita.

Músculos envolvidos

Primários: Tríceps braquial, parte clavicular do deltoide
Secundário: Peitoral maior

Enfoque no tênis

Este exercício, também chamado de *dip* modificado, é melhor para jogadores de tênis do que o *dip* nas barras paralelas. O exercício de extensão dos antebraços no banco trabalha mais o tríceps braquial do que a parte clavicular do deltoide ou o peitoral maior, que são mais ativados no *dip* nas barras paralelas. Por causa do alto risco de lesões de ombro no tênis, é importante limitar o desconforto e o impacto na parte anterior do ombro. Um atleta que executa este exercício pode, ao mesmo tempo, fortalecer o tríceps braquial e reduzir a probabilidade de lesão no ombro. De uma perspectiva de desempenho, desenvolver tríceps braquiais fortes em diversos planos de movimento ajuda a desenvolver também maior potência geral nos golpes de tênis. Na fase de flexão máxima dos joelhos no saque, por exemplo, a força e amplitude do movimento do tríceps braquial são cruciais para uma transição efetiva da energia estocada para energia liberada na fase de aceleração do saque.

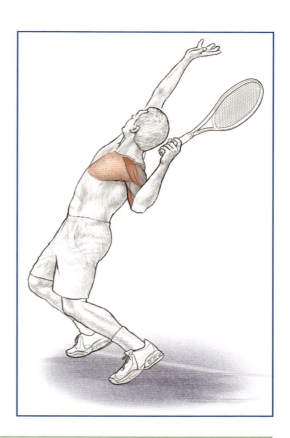

VARIAÇÃO
PEGADAS ALTERNATIVAS

Se você tiver acesso a barras paralelas, pode executar esta variação do exercício. A pegada padrão, com as palmas para a frente, juntas, com os polegares para a frente, atinge todas as três cabeças do tríceps braquial, ao passo que o foco principal está na cabeça longa medial. Invertendo a pegada nas barras paralelas para voltar as palmas para fora, com os polegares para trás, faz com que o foco se volte especialmente para a cabeça longa do tríceps braquial. Contudo, esse movimento pode ser difícil para pessoas que não tenham força adequada nos punhos. O benefício é que esta variação trabalha os músculos em um ângulo diferente, ainda que a técnica seja mais avançada.

EXTENSÃO DO TRÍCEPS ACIMA DA CABEÇA NA POLIA ALTA

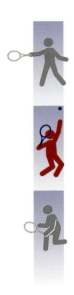

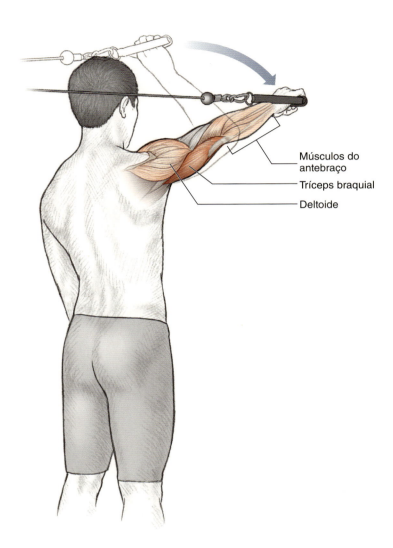

Músculos do antebraço
Tríceps braquial
Deltoide

Execução

1. Fique em pé, com os pés unidos e de costas para a polia ou cabo. Segure a alça com uma mão. Comece com seu braço flexionado, com um ângulo de aproximadamente 90° no cotovelo.
2. Lentamente estenda seu braço para a frente, contraindo o tríceps até que seu cotovelo estenda. Mantenha o *core* e a posição do ombro estáveis.
3. No final do movimento, pause e, então, lentamente retorne a alça à posição inicial com uma contração excêntrica do tríceps. Repita o movimento por 10 a 12 vezes, e então troque para o braço oposto.

Músculos envolvidos

Primário: Tríceps braquial
Secundários: Deltoide, músculos do antebraço

Enfoque no tênis

Similar aos dois exercícios anteriores, a extensão do tríceps acima da cabeça na polia alta fortalece o tríceps tanto para prevenção de lesões, particularmente das articulações de ombro e cotovelo, como para melhora de desempenho (saques, *smashes* e *backhands* mais potentes). A fase ascendente do movimento no saque e no *smash* requer extensão significativa do tríceps imediatamente antes do contato, bem como durante e imediatamente após o contato. Este exercício é altamente específico para o movimento de saque e *smash*, desenvolvendo o tríceps para contrair em um plano de movimento similar ao observado durante o saque e o *smash*.

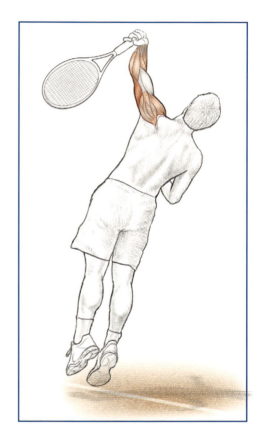

ROSCA MARTELO

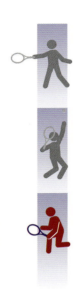
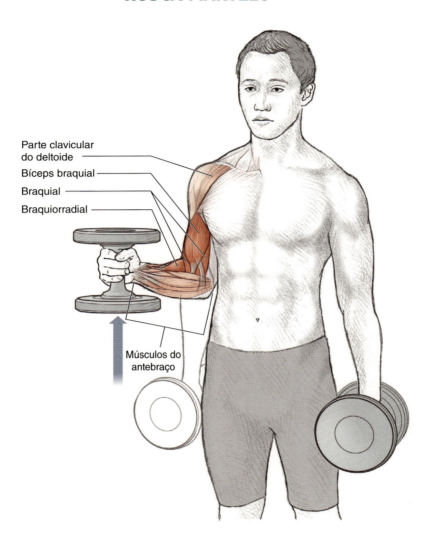

Parte clavicular do deltoide
Bíceps braquial
Braquial
Braquiorradial
Músculos do antebraço

Execução

1. Fique em pé, em uma posição estável para a parte inferior do corpo. Segure um halter em cada mão, com os braços estendidos ao longo do corpo e o *core* contraído.
2. Levante um halter em direção ao ombro em uma trajetória direta, flexionando o cotovelo até aproximadamente 90° enquanto mantém um posicionamento estável do *core* e da parte inferior do corpo. Pause no final do movimento e lentamente abaixe o halter até a posição inicial.
3. Repita com o outro braço. Alterne os braços por 10 a 12 repetições.

Músculos envolvidos

Primários: Braquial, braquiorradial e bíceps braquial
Secundários: Parte clavicular do deltoide, músculos do antebraço

Enfoque no tênis

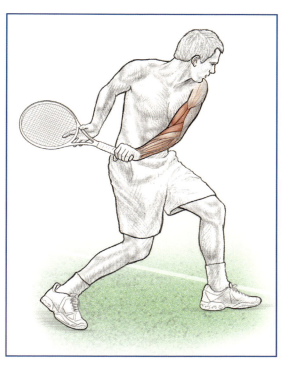

Uma vez que o tênis requer que o jogador segure a raquete por horas durante uma partida, é importante contar com força na empunhadura e no antebraço e resistência muscular suficientes. O antebraço e o punho representam as últimas áreas de transferência de energia importantes ao longo da cadeia cinética – a soma de forças vindas do solo – até chegar à raquete. Assim, o desenvolvimento de força nessa região ajudará na transferência de potência do corpo para a raquete, e subsequentemente para a bola, para uma maior velocidade e giro em cada golpe. Os músculos desenvolvidos neste exercício participam do *follow-through* (terminação) dos golpes de fundo de quadra, tanto em *forehand* como em *backhand*. No *forehand*, a desaceleração do braço durante o *backswing* (fase de preparação) é parcialmente ajudada pelas contrações de bíceps braquial, braquiais e braquiorradiais, dando suporte para os desaceleradores do ombro, mais sobrecarregados. Durante o *backswing* (fase de preparação) e o *follow-through* (terminação) em *backhand* de fundo de quadra, especialmente aqueles com duas mãos, o bíceps braquial é recrutado para ajudar a dar suporte aos outros músculos que envolvem o ombro e a parte superior das costas.

VARIAÇÃO
ROSCA MARTELO COM ROTAÇÃO

Na rosca martelo padrão, o halter se movimenta em uma linha reta em direção à parte clavicular do deltoide. A rosca martelo com rotação começa na mesma posição, mas, enquanto o cotovelo começa a se flexionar, o polegar gira para fora (supinação do antebraço), o que aumenta a ativação do bíceps braquial. O bíceps braquial se conecta aos músculos do antebraço que são usados nos voleios de *forehand* e em qualquer outro momento em que a frente da raquete está aberta, fazendo com que o polegar aponte para fora.

FLEXÃO DE PUNHO EM PRONAÇÃO

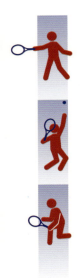

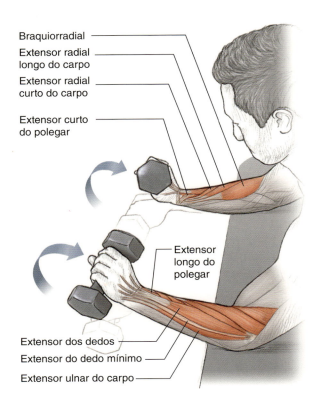

Execução

1. Ajoelhe-se ao lado de um banco. Apoie seus cotovelos sobre o banco, com os braços flexionados em aproximadamente 90°. Segure dois halteres usando uma pegada pronada (palmas da mão voltadas para baixo). Posicione os antebraços na borda do banco.
2. Abaixe os halteres flexionando os punhos. Tente apontar as articulações dos dedos em direção ao chão.
3. Levante o peso contraindo os músculos extensores do antebraço, de forma que as articulações dos dedos apontem em direção ao teto. Repita por 10 a 12 vezes.

Músculos envolvidos

Primários: Extensores do antebraço (braquiorradial, extensor radial longo do carpo, extensor radial curto do carpo), extensor dos dedos, extensor ulnar do carpo, extensor curto do polegar, extensor longo do polegar

Secundários: Extensores e flexores dos dedos

Enfoque no tênis

A resistência muscular do antebraço é crucial para o desempenho e a prevenção de lesões, particularmente em torno das articulações do punho e do cotovelo. O punho produz a ação articular final antes do contato com a bola. Neste ponto, todas as forças já foram coletadas para produzir um golpe potente. Exercícios de flexão e extensão de punho ajudam no desenvolvimento de um punho firme para cada um dos golpes de tênis.

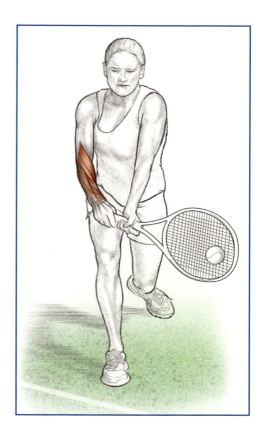

VARIAÇÃO

FLEXÃO DE PUNHO EM PRONAÇÃO COM BARRA

Você também pode executar este exercício com uma barra. Segure a barra com uma pegada pronada. Execute o exercício conforme descrito para a execução com halteres.

FLEXÃO DE PUNHO EM SUPINAÇÃO

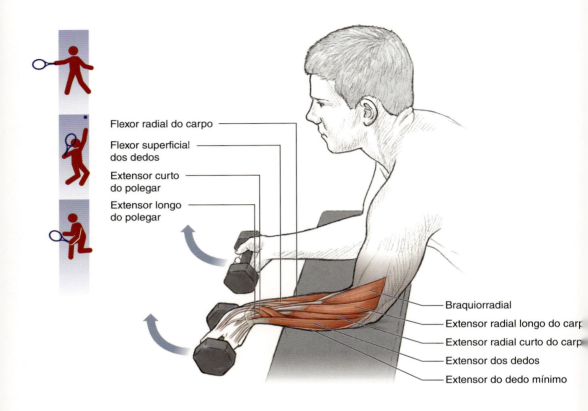

Execução

1. Ajoelhe-se ao lado de um banco. Apoie os cotovelos no banco, com os braços flexionados em aproximadamente 90°. Segure dois halteres separados usando uma pegada supinada (palmas da mão voltadas para cima). Posicione os antebraços na borda do banco.
2. Abaixe os halteres inclinando (estendendo) os punhos, apontando as articulações dos dedos em direção ao chão.
3. Levante o peso contraindo os flexores do antebraço. Repita por 10 a 12 vezes.

Músculos envolvidos

Primários: Extensores do antebraço (braquiorradial, extensor radial longo do carpo, extensor radial curto do carpo), extensor dos dedos, extensor ulnar do carpo, extensor curto do polegar, extensor longo do polegar, flexor radial do carpo
Secundários: Extensores e flexores dos dedos

Enfoque no tênis

A força no antebraço é importante em diversos aspectos. Rotação (pronação e supinação), além de flexão e extensão do antebraço, ajudam a preparar os músculos para o estresse repetitivo de cada golpe. Adicionalmente, posturas em *open-stance* e equipamentos modernos mudaram o jogo. Esses avanços, particularmente a nova tecnologia das raquetes, permitem golpes de fundo de quadra mais potentes ao incorporar tanto o desvio ulnar como o radial. Um programa de treinamento abrangente e equilibrado para braços e punhos deve incorporar cada um desses exercícios.

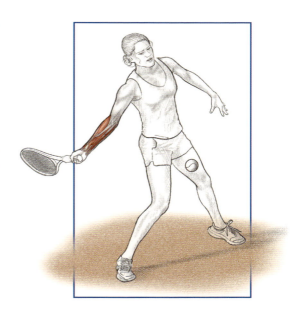

VARIAÇÃO
FLEXÃO DE PUNHO EM SUPINAÇÃO COM BARRA

Você também pode executar este exercício com uma barra. Segure a barra com ambas as mãos usando uma pegada supinada. Execute o mesmo movimento conforme descrito para a execução com halteres.

SUPINAÇÃO DO ANTEBRAÇO

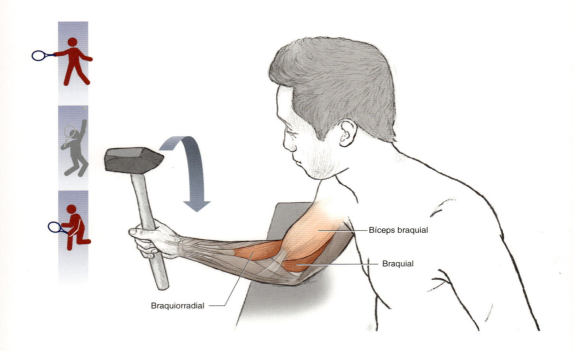

Execução

1. Sente-se ou ajoelhe-se ao lado de um banco. Posicione o antebraço e o cotovelo no banco. Estabeleça uma postura estável e rígida no ombro. Segure um martelo ou outra peça semelhante (com um lado mais pesado que o outro) em uma das mãos. Comece com a cabeça do martelo apontada para o teto.
2. Lentamente e mantendo o controle, gire o antebraço. Leve de dois a quatro segundos para girar o antebraço, evitando usar o impulso fornecido pelo objeto em movimento. Se o martelo estiver em sua mão direita, seu polegar irá se mover para a direita à medida que você girar o antebraço. Ao final do movimento, segure a posição por dois segundos e, então, retorne lentamente para a posição inicial.
3. Depois de executar uma série com um braço, troque de braço e execute o mesmo padrão de movimento.

Músculos envolvidos

Primários: Braquiorradial, braquial, supinador (anterior)
Secundário: Bíceps braquial

Enfoque no tênis

Durante o *backswing* (fase de preparação) e do *follow-through* do golpe com duas mãos, a mão que está em cima facilita a supinação do antebraço. O desenvolvimento de força e resistência apropriadas nos músculos do antebraço ajudará na execução dos golpes e também reduzirá o risco de lesão no punho e no ombro. A supinação do antebraço ajuda a envolver os punhos no golpe, permitindo um *spin* maior e o potencial para criar ângulos que não seriam possíveis sem esse movimento. O desenvolvimento de força no antebraço também é muito benéfico para melhorar o desempenho do voleio tanto em *forehand* quanto em *backhand*, além do *slice* em *backhand*.

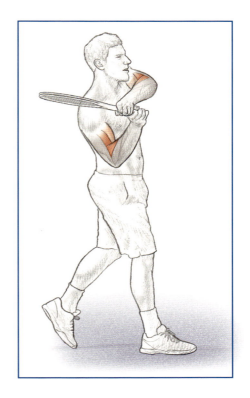

PRONAÇÃO DO ANTEBRAÇO

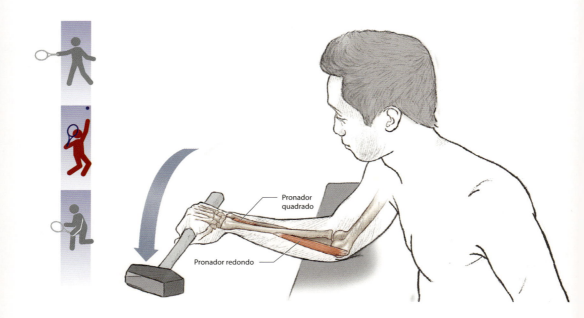

Execução

1. Sente-se ou ajoelhe-se ao lado de um banco. Posicione o antebraço e o cotovelo no banco. Estabeleça uma postura estável e rígida nos ombros. Segure um martelo ou outro objeto semelhante (com um lado mais pesado que o outro) em uma das mãos. Comece com a cabeça do martelo apontada para o teto.
2. Lentamente e mantendo o controle, gire o antebraço. Leve de dois a quatro segundos para girar o antebraço, evitando usar o impulso fornecido pelo objeto em movimento. Se o martelo estiver em sua mão direita, seu polegar irá se mover para a esquerda à medida que você gira antebraço. Ao final do movimento, mantenha a posição por dois segundos e, então, retorne lentamente à posição inicial.
3. Depois de executar uma série com um braço, troque de braço e execute o mesmo padrão de movimento.

Músculos envolvidos

Primários: Pronador redondo e pronador quadrado (anterior)

Enfoque no tênis

A pronação de punho e antebraço tem importância fundamental nos golpes de tênis, especialmente durante o *forward swing* (fase de aceleração) do saque. Força e resistência apropriadas dos pronadores do antebraço irão propiciar *spin* e velocidade adicionais ao seu saque, e ajudarão também a prevenir lesões de punho, cotovelo e ombro. A pronação do antebraço é mais evidente no saque e no *smash*. Ocorre imediatamente depois da rotação medial do ombro do braço dominante durante o saque e o *smash*. A pronação de antebraço também é observada em arremessadores (beisebol) e *quarterbacks* (futebol americano) depois que eles soltam a bola. No tênis, a pronação do antebraço algumas vezes é referida como uma posição do punho, mas na verdade envolve muito mais a parte superior do corpo e do braço do que somente o punho.

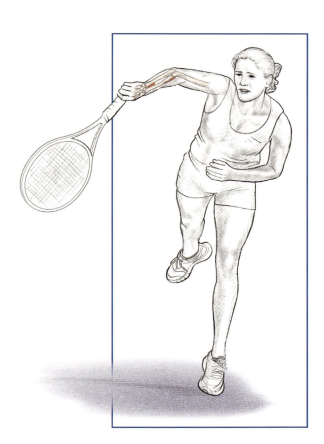

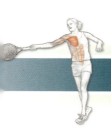

CAPÍTULO 4
TÓRAX

Em muitos esportes e atividades físicas, com frequência os músculos do tórax são o principal foco de treinamento. No tênis, esses músculos servem a vários propósitos. Primeiro, o tênis requer equilíbrio. Equilíbrio muscular apropriado entre a porção anterior (frente) e a posterior (costas) do corpo é essencial para alcançar bons desempenhos em quadra e permanecer livre de lesões. Segundo, treinar os músculos do tórax apropriadamente ajudará a criar movimentos mais potentes necessários no tênis e também a melhorar a resistência muscular.

Caracterizar os músculos como músculos do tórax ou das costas não é sempre fácil, porque muitos deles – tais como o peitoral menor e o serrátil anterior – envolvem o corpo ou estão localizados profundamente abaixo de outros músculos. Para os objetivos deste livro, caracterizaremos o peitoral menor e o serrátil anterior como músculos do tórax.

Anatomia do tórax

O cíngulo do membro superior (cintura escapular), que conecta os membros superiores ao esqueleto, é constituído pelas escápulas e clavículas. Os músculos do tórax (Fig. 4.1) mantêm as escápulas e as clavículas no lugar. O peitoral maior conecta o esterno, a clavícula e as cartilagens costais. Sua principal responsabilidade é puxar o braço em direção ao corpo (adução). O peitoral menor se fixa ao processo coracoide da escápula e dá assistência para empurrar o braço para a frente (protração). Do mesmo modo, o serrátil anterior executa a protração. Ele envolve a parede da caixa torácica e se conecta à margem interna da escápula.

Como mencionado no Capítulo 2, o deltoide cobre a articulação do ombro. O músculo deltoide bem desenvolvido dá ao ombro uma aparência arredondada. A parte clavicular do deltoide é a região anterior do grande músculo deltoide e, em conjunto com o peitoral maior e outros músculos, é muito ativa nos movimentos horizontais do braço requeridos no *forehand* e no saque. Assim, a parte clavicular do deltoide dá assistência aos músculos do tórax em flexões horizontais, ou aduções. O tríceps braquial, discutido no Capítulo 3, é um potente extensor do braço que se encontra em posição posterior em relação ao úmero, na parte anterior do braço. Embora o tríceps não seja realmente um músculo do tórax, ele é fortemente recrutado para ajudar os músculos do tórax em todos os movimentos de pressão. Como ele liga o ombro ao cotovelo, a cabeça longa do tríceps ajuda a estabilizar a articulação do ombro em todos os movimentos de pressão e acima da cabeça. Por exemplo, tanto o voleio de *forehand* como o de *backhand* combinam movimentos horizontais dos braços com extensão de cotovelo. O tríceps trabalha em conjunto com os músculos do tórax, tais como o peitoral maior, para produzir um movimento de pressão para a frente. Uma ação similar ocorre durante o movimento para a frente ou para cima do *swing*. O tríceps se contrai para estender o cotovelo, enquanto os músculos do tórax se contraem para proporcionar um movimento para a frente do braço e do ombro.

Golpes de tênis e movimento do tórax

Um tórax forte ajuda durante as ações de adução e abdução dos braços. Os golpes de tênis que mais se beneficiam dessas ações são o saque e o *smash*, o *forehand* de fundo de quadra e o voleio de *forehand*. O saque e o *smash* têm mais componente vertical no seu padrão de movi-

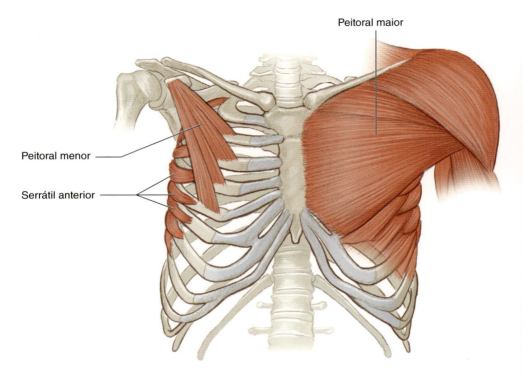

Figura 4.1 Músculos do tórax.

mento do que qualquer outro golpe. Os músculos do tórax são alongados na fase do *backswing* (flexão máxima dos joelhos) e são contraídos de forma concêntrica nos movimentos para a frente e para cima em direção ao contato e no *follow-through* (terminação). Um padrão similar de ativação muscular é observado durante o *forehand* de fundo de quadra e o voleio, ainda que o padrão de movimento seja horizontal. Músculos do tórax fortalecidos são essenciais quando se alcança bolas acima do nível do ombro, especialmente em bolas que subiram após o quique por causa de *topspin*[1]. Uma força significativa é necessária para atingir essas bolas fora da zona de ataque típica, e força e efeito (*spin*) suficientes para ganhar controle daquele ponto específico. Esse conceito também serve para bolas que são atingidas de uma posição de alongamento ao tentar alcançar um golpe particularmente amplo e baixo. O ponto fundamental é treinar os músculos do tórax e das costas em conjunto com aqueles músculos que facilitam a rotação do corpo. Tanto músculos superficiais como profundos necessitam atenção. Uma vez que o tênis pode produzir alguns desequilíbrios na parte superior do corpo, programas de treinamento de força devem focar no equilíbrio apropriado dos diferentes grupos musculares. Equilíbrio entre os lados direito e esquerdo dos músculos do tórax é importante, assim como entre os músculos do

---

[1] N.T.: O *topspin* é um "efeito" colocado na bola, de modo que ela gira para a frente durante a fase de voo, o que faz com que caia rapidamente e quique mais alto.

tórax e das costas. Isso não somente pode afetar o desempenho, mas, o que é muito mais importante, também pode prevenir lesões.

Como todos os músculos do cíngulo do membro superior estão envolvidos em todos os golpes de tênis como propulsores (no saque, *smash*, *forehand* e voleio de *forehand*) ou estabilizadores (no *backhand* e voleio de *backhand*), eles requerem atenção cuidadosa. O foco principal é a resistência muscular, que permite a execução de golpes potentes durante partidas longas. Força, potência e resistência muscular apropriadas nos músculos do tórax também melhoram a postura e o equilíbrio. Do ponto de vista do desempenho, boa postura e equilíbrio facilitam as mudanças de direção, ajudam no preparo correto de cada golpe e permitem rápida recuperação entre eles. Com frequência, os músculos do tórax, mesmo quando não atuando como músculos primários em um golpe específico de tênis, têm um importante papel secundário. Além dos benefícios diretamente relacionados ao desempenho, músculos peitorais fortes previnem lesão e encorajam uma postura apropriada. A parte superior do corpo (tronco) precisa ser uma forte ligação entre a parte inferior do corpo e o braço dominante para transferir as forças de reação do solo durante todo o golpe. Além disso, um bom equilíbrio entre músculos do tórax e superiores das costas ajudará na conquista de uma postura apropriada, o que pode prolongar sua carreira no tênis e aumentar a velocidade do golpe e a potência produzida em cada golpe.

Os músculos do tórax são os mais ativados no *forward swing* (fase de aceleração) do saque, *smash* e *forehand*. Estima-se que no tênis de alto nível quase 75% de todos os golpes sejam *forehands* ou saques. Por causa disso, resistência muscular é tão importante quanto potência muscular. Muitas das ações dos músculos do tórax, especialmente no *forward swing*, são de natureza concêntrica, o que significa que os músculos se contraem e encurtam durante o movimento. Para ajudar a preparar esses músculos para a ação de encurtamento, programas de treinamento devem refletir essas mesmas atividades.

Exercícios para o tórax

O equilíbrio muscular apropriado entre os músculos do tórax e das costas é importante tanto para o desempenho como para a prevenção de lesão. Certifique-se de alternar exercícios para essas regiões. Por exemplo, deve-se executá-los em dias diferentes. A orientação geral é duas ou três séries de 10 a 12 repetições, especialmente enquanto constrói uma base sólida. Também é importante direcionar-se tanto ao lado dominante como ao não dominante para manter o equilíbrio entre eles. Com essa finalidade, a maioria dos exercícios para o tórax é bilateral. Resistência muscular para suportar jogos longos é tão importante quanto força e potência. Monitore a quantidade de peso usada em cada exercício com um especialista em força e condicionamento de tênis. Lembre-se de que o objetivo do treino não é ser um fisiculturista. O objetivo é jogar tênis com sucesso e sem lesões. Assim, a técnica de exercício é muito importante. O arremesso de *medicine ball* (p. 78) e o arremesso de *medicine ball* deitado (p. 79) propiciam um benefício adicional; pode-se facilmente reproduzir o padrão de movimento dos golpes, tornando cada exercício específico para o tênis. Considerados multiarticulares, os exercícios com *medicine ball* envolvem outras partes do corpo para ajudar na coordenação e estabilidade durante a execução.

FLEXÃO DE BRAÇOS

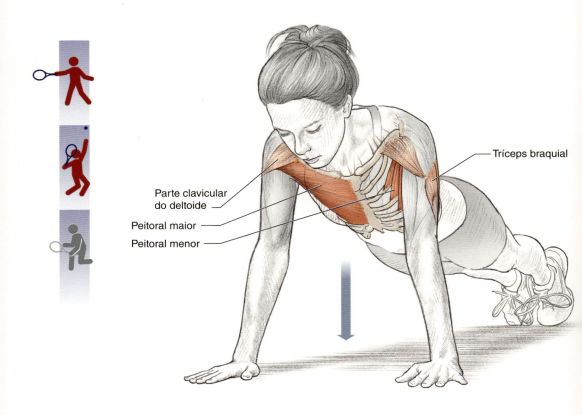

Execução

1. Coloque-se em uma posição de prancha horizontal com cabeça, ombros, costas, quadril, joelhos e pés em uma linha reta. Os braços ficam estendidos e as palmas abertas no chão, com as mãos distantes na largura dos ombros. Mantenha os pés unidos, suportando o peso da parte inferior do corpo nos dedos dos pés.
2. Inspire e flexione lentamente os cotovelos para levar o tronco para perto do chão. Mantenha a coluna neutra para prevenir hiperextensão.
3. No final do movimento, contraia os músculos peitorais e o tríceps para estender os braços, expire enquanto o corpo se levanta. Repita.

Músculos envolvidos

Primários: Peitoral maior, peitoral menor
Secundários: Parte clavicular do deltoide, tríceps braquial

Enfoque no tênis

A flexão de braço é um exercício global, mas tem alguns benefícios específicos para o tênis também. Os músculos envolvidos são ativados na maior parte dos golpes de tênis, mas principalmente no *forehand* e no saque. O *backswing* (fase de preparação) no *forehand* alonga os músculos do tórax, enquanto a aceleração e o *follow-through* (terminação) produzem contrações concêntricas dos músculos do tórax. Padrões de recrutamento similares ocorrem no saque, mas os planos de movimento são diferentes; eles são mais verticais e menos horizontais. Aproximar-se do solo na flexão de braço pode gerar tensão desnecessária na parte

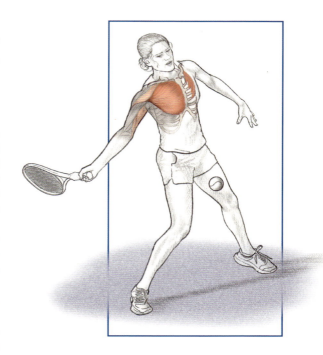

anterior da cápsula do ombro e ocasionar dor relacionada a impacto e desconforto. Limite o movimento para baixo a um ângulo de 90° no cotovelo e no ombro, a fim de prevenir lesões nessa região.

VARIAÇÕES

Mudar a posição dos pés na flexão de braços isolará diferentes aspectos do tórax:
- Eleve os pés em um banco de musculação para isolar a parte superior dos peitorais e aumentar a dificuldade do exercício.
- Eleve o tronco e coloque as mãos em um banco de musculação para focar na parte inferior dos peitorais. Isso também minimiza a dificuldade do exercício por diminuir a quantidade de peso suportada.

Mudar o posicionamento das mãos na flexão de braço isolará diferentes aspectos do tórax:
- O posicionamento das mãos em forma de losango aumenta a dificuldade e recruta mais o tríceps. Coloque-se na posição de flexão de braço e posicione suas mãos de forma que os dedos indicadores e polegares se toquem para formar um losango.
- Uma grande distância entre as mãos diminui a dificuldade e aumenta o recrutamento da parte clavicular do deltoide, do bíceps e dos peitorais. A largura do posicionamento das mãos é similar à posição tradicional de flexão de braço, porém cada mão é posicionada de 15 a 30 cm mais longe do corpo para aumentar a distância total entre elas.

Outras variações envolvem executar flexões de braço em uma superfície instável, como uma *medicine ball*, um Bosu®, DynaDisc® ou um banco.

CHEST PRESS ALTERNADO COM TUBO ELÁSTICO

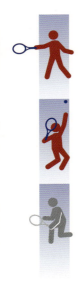
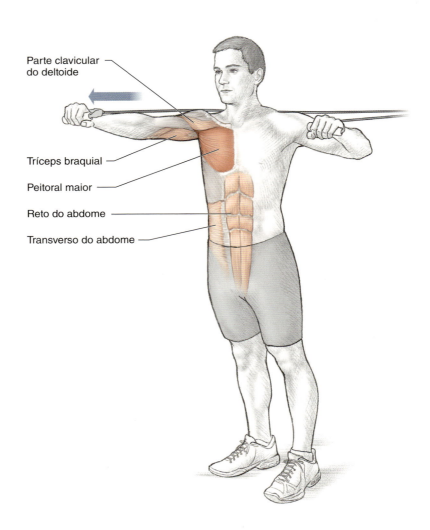

- Parte clavicular do deltoide
- Tríceps braquial
- Peitoral maior
- Reto do abdome
- Transverso do abdome

Execução

1. Prenda um tubo elástico a uma base estável. Fique em pé com os pés afastados na largura dos ombros e seu *core* e parte superior do corpo bem estáveis. De costas para onde o tubo está fixado, segure as alças do tubo, uma mão em cada alça. Dê um passo à frente para criar resistência. Mantenha seus cotovelos nas laterais, na altura dos ombros.
2. Lentamente estenda o braço direito em frente ao corpo, contraindo os músculos do tórax e estendendo o cotovelo. Mantenha a posição final por um ou dois segundos.
3. Retorne lentamente o braço direito para a posição inicial. Repita o movimento com o braço esquerdo.

Músculos envolvidos

Primários: Peitoral maior, peitoral menor
Secundários: Parte clavicular do deltoide, tríceps braquial, reto do abdome, transverso do abdome, eretor da espinha e multífido

Enfoque no tênis

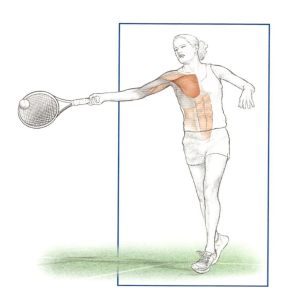

Uma vez que o *chest press* alternado com tubo elástico não envolve um aparelho, ele recruta vários músculos diferentes para proporcionar um equilíbrio muscular, incluindo músculos do manguito rotador, ombro e parte superior do corpo, além dos músculos do tórax. Ao utilizar um tubo ou uma banda elástica a partir de uma posição em pé, a estabilização dos músculos do *core*, superiores das costas e ombros causa uma contração ativa para manter uma boa postura do corpo. A ação desses músculos é adicionada aos motores primários do tênis. Ainda que o *forehand* e o saque sejam os principais beneficiados com este exercício, os músculos ativados dão assistência aos componentes de aceleração e desaceleração de todos os golpes. Um benefício adicional é que o cabo de resistência pode ser facilmente carregado quando se viaja. O padrão de movimento descrito é benéfico não somente porque é um exercício multiarticular, mas também porque envolve os mesmos músculos usados no *forehand* e no saque. Isso torna o exercício tanto prático como específico para o tênis. Como este é um exercício conduzido em menor velocidade que os golpes reais, é também bastante seguro.

VARIAÇÃO

CHEST PRESS NO TRX DE TREINO SUSPENSO

Em pé, com os pés afastados na largura dos ombros, *core* e parte inferior do corpo estáveis. De costas para o TRX de treino suspenso (ver informações sobre instruções de montagem do TRX), segure as alças, uma mão em cada alça. Dê um passo à frente, a partir da posição ancorada, até que não haja frouxidão no TRX de treino suspenso. Mantenha seus cotovelos nas laterais, na altura dos ombros. Lentamente, estenda ambos os braços em frente ao seu corpo, contraindo os músculos do tórax e estendendo os cotovelos. Mantenha-se na posição final por 1 ou 2 segundos. Retorne lentamente à posição inicial.

SUPINO RETO

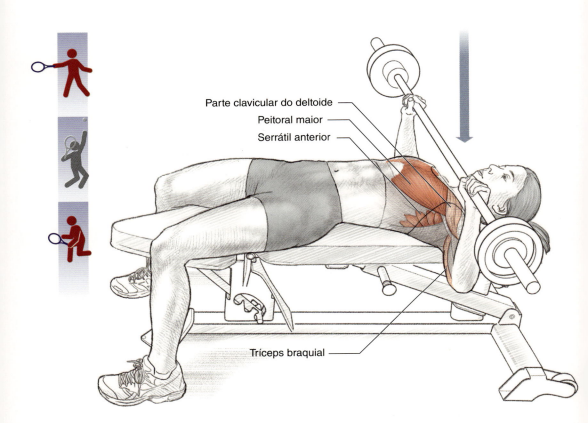

Execução

1. Deite-se sobre um banco de musculação com suas costas estendidas e seus pés no chão. Segure a barra com uma pegada da largura dos ombros. Eleve a barra e estenda os braços para cima, mantendo suas mãos acima dos seus olhos.
2. A partir da posição inicial, abaixe lentamente a barra flexionando os cotovelos. Contraia de forma excêntrica os músculos do tórax e os músculos que envolvem a parte anterior dos ombros. Abaixe a barra de maneira controlada até que ela toque o meio do tórax.
3. Imediatamente, expire e empurre a barra para cima contraindo de forma concêntrica os músculos do tórax, até que os cotovelos estejam estendidos, mas não travados. Repita o movimento.

Músculos envolvidos

Primários: Peitoral maior, peitoral menor, serrátil anterior

Secundários: Parte clavicular do deltoide, tríceps braquial

Enfoque no tênis

Tipicamente, voleios requerem movimentos de empurrar e pressionar similares ao do supino reto, do arremesso de *medicine ball* e outros exercícios relacionados. Movimentos de pressão como os do supino reto ajudam a desenvolver tanto a força concêntrica como a excêntrica. O voleio é similar a um movimento de soco curto que depende dos músculos do tórax, especialmente o peitoral maior e serrátil anterior. O supino reto é uma versão mais lenta e

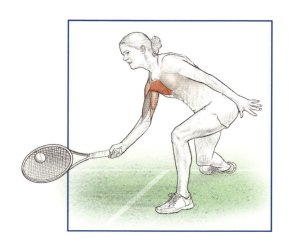

controlada da ação de voleio e ajudará a melhorar a execução desse golpe e prevenir lesões. Manter boa força de pressão é importante para proteger outros músculos da parte superior do corpo durante todos os golpes de tênis. Força de pressão é sobretudo necessária quando é preciso realizar um golpe fora de posição ou rebater uma bola realmente muito alta. Nesses golpes, a parte inferior do corpo pode, algumas vezes, não gerar toda a força necessária, requerendo que a parte superior do corpo contribua mais que o usual.

VARIAÇÃO
SUPINO RETO COM HALTERES

Executar este exercício com dois halteres em vez de uma barra requer maior controle em cada braço. Isso resultará em maior recrutamento dos músculos estabilizadores ao redor dos ombros. Se forem usados os halteres, também é possível variar a posição das mãos. A pegada tradicional, uma pegada pronada, com as palmas viradas para a frente, propicia mais alongamento quando os pesos são abaixados em direção ao tórax. Uma pegada neutra, com as palmas viradas uma para a outra, resulta em maior recrutamento do tríceps.

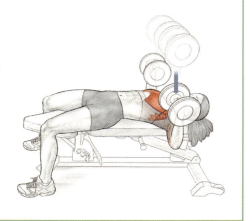

SUPINO INCLINADO

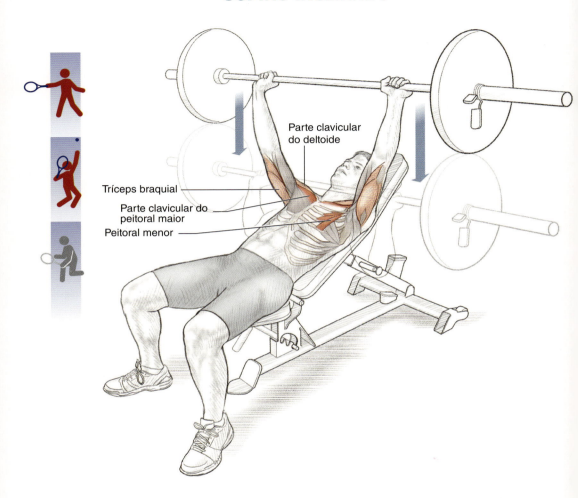

Execução

1. Sente-se em um banco inclinado em 30° a 35°, com os pés apoiados firmemente no chão e as costas contra o banco. Enquanto mantém o *core* e a parte inferior do corpo estáveis, segure a barra usando uma pegada na largura dos ombros.
2. Eleve a barra para iniciar o movimento. Estenda os braços para cima, na linha de seus olhos, sem travar os cotovelos. A partir dessa posição, abaixe lentamente a barra flexionando os cotovelos e contraindo de forma excêntrica os músculos do tórax e os músculos da parte anterior do ombro. Abaixe a barra de maneira controlada até que ela toque o meio do tórax.
3. Expire imediatamente e empurre a barra para cima, contraindo concentricamente o tórax e os músculos da parte anterior do ombro até que os cotovelos estejam estendidos, mas não travados. Repita o movimento.

Músculos envolvidos

Primários: Parte clavicular do peitoral maior, peitoral menor
Secundários: Parte clavicular do deltoide, tríceps braquial

Enfoque no tênis

O supino inclinado é particularmente benéfico para os músculos envolvidos no saque, *smashes* e *forehands*. Ele também ajuda a desenvolver a força necessária para atingir bolas altas de forma efetiva. Isso é favorável ao jogar contra tenistas que realizam *spin* pesado na bola ou quando se joga em superfícies que produzem quiques altos. Quando o atleta está fora de posição, com frequência a força do tórax e dos ombros contribui para o sucesso do golpe. Desenvolver força na parte superior do tórax e na anterior dos ombros por meio de exercícios como o supino inclinado permitirá maior produção de força em posições desafiadoras tradicionais para os jogadores. Especificamente, isso ajudará o saque, melhorando a força muscular como um todo na altura e acima do nível dos olhos. Essa é uma área que a maioria dos tenistas não treina frequentemente e que precisa ser desenvolvida.

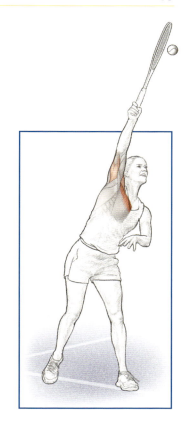

VARIAÇÃO
SUPINO INCLINADO COM HALTERES

Usar halteres no lugar da barra aumenta o desenvolvimento dos estabilizadores dos ombros e ajuda a reduzir a probabilidade de desequilíbrios entre os lados direito e esquerdo. Também é possível aumentar a inclinação do banco de 25° a 75°, focando em maior contração do tórax.

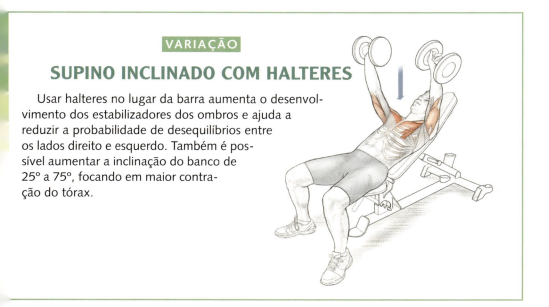

ARREMESSO DE *MEDICINE BALL*

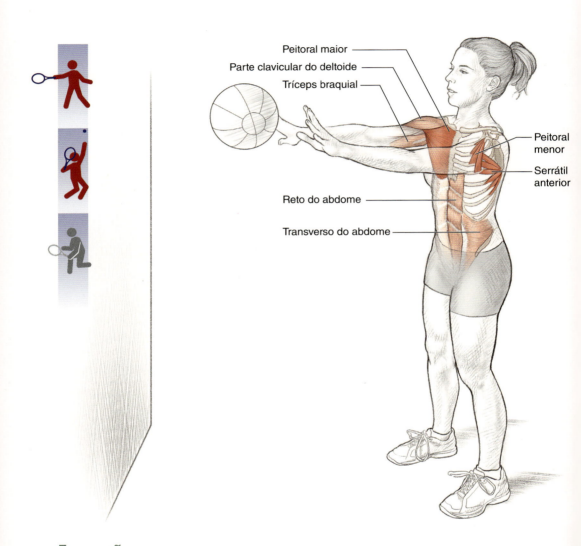

Execução

1. Escolha uma *medicine ball* moderadamente pesada. Uma que esteja entre 2,5 e 9 kg é boa para este exercício. Leve em conta sua força, idade e qualquer contraindicação ao escolher a bola.
2. Fique em pé em uma posição de expectativa, pés afastados na largura dos ombros, joelhos levemente flexionados e *core* contraído. Posicione-se de frente para uma parede. Segure a *medicine ball* com as duas mãos. Comece o movimento com seus braços estendidos em frente ao seu tórax.
3. Flexione de forma explosiva seus cotovelos para trazer a *medicine ball* em direção ao seu tórax e, então, rapidamente arremesse a bola contra a parede, contraindo os músculos do tórax e tríceps. Recupere a bola e repita o movimento.

Músculos envolvidos

Primários: Peitoral maior, peitoral menor, serrátil anterior

Secundários: Parte clavicular do deltoide, tríceps braquial, reto do abdome, transverso do abdome, eretor da espinha, multífido

Enfoque no tênis

O arremesso de *medicine ball* é um excelente exercício que requer somente uma *medicine ball*. O foco principal está no peitoral maior, no tríceps e no serrátil anterior. Esses músculos são recrutados sobretudo durante o *forward swing* (fase de aceleração) do saque, além dos outros golpes. Os músculos secundários propiciam estabilidade e equilíbrio durante este exercício, similar à estabilidade e equilíbrio que eles propiciariam durante o movimento de saque.

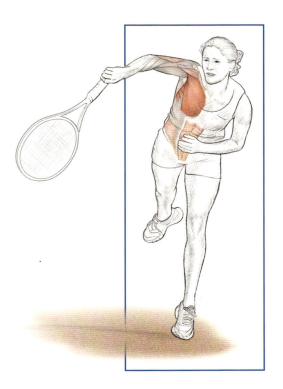

VARIAÇÃO
ARREMESSO DE *MEDICINE BALL* DEITADO

O arremesso de *medicine ball* é um movimento pliométrico explosivo da parte superior do corpo. Para aumentar a dificuldade, tenha um parceiro ou treinador ajudando nesta variação. Deite no chão de costas. Flexione os joelhos e apoie seus calcanhares no chão. Estenda seus braços para cima na direção dos seus olhos, segurando a *medicine ball* (de 1,8 a 3,63 kg). Flexione seus cotovelos, trazendo a *medicine ball* em direção ao seu tórax. Quando a *medicine ball* tocar seu tórax, rapidamente arremesse-a o mais alto possível, certificando-se que seu parceiro esteja lá para pegá-la. Depois disso, seu parceiro gentilmente solta a bola sobre o seu tórax. Pegue a *medicine ball* contraindo os músculos do tórax de forma excêntrica. Depois de pegá-la, imediatamente tente arremessá-la para cima novamente. Foque em produzir potência explosiva na parte superior do corpo.

CRUCIFIXO

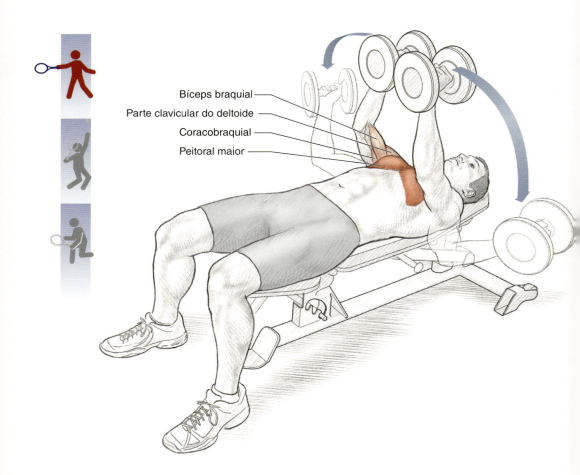

Bíceps braquial
Parte clavicular do deltoide
Coracobraquial
Peitoral maior

Execução

1. Deite-se em um banco de musculação com suas costas retas e pés apoiados no chão. Segure um halter em cada mão. Use uma pegada neutra, com as palmas viradas uma contra a outra. Estenda seus braços sobre o tórax com os cotovelos levemente flexionados.
2. Abaixe lentamente os halteres para os lados, flexionando seus cotovelos com leveza, até que eles estejam um pouco abaixo da altura dos ombros.
3. Eleve os halteres contraindo os músculos do tórax para retornar à posição inicial. Repita o exercício.

Músculos envolvidos

Primário: Peitoral maior
Secundários: Parte clavicular do deltoide, coracobraquial, bíceps braquial

Enfoque no tênis

O crucifixo é um ótimo exercício para preparar o jogador para o *forehand* de fundo de quadra. O *forehand* moderno de fundo de quadra é realizado a partir de *open-stance* e um movimento muito potente. Assim, os músculos requeridos têm de ser fortes, mas também resistentes à fadiga, para que se possa exercitá-los por uma longa partida. Usar halteres para este exercício no lugar de um aparelho de ginástica força os músculos secundários a propiciar estabilidade e equilíbrio. Ele também ajuda a limitar a probabilidade de lesão em um *forehand* amplo de fundo de quadra ou quando sua base de suporte for mais larga que o normal. Este movimento requer alongamento do braço e do tórax em um grau maior durante a produção de força.

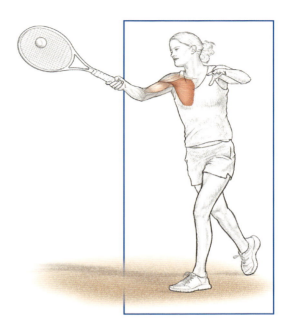

VARIAÇÃO
CRUCIFIXO NA POLIA ALTA

Pode-se executar o mesmo padrão de movimento com polias altas no lugar dos halteres. Fique em pé com os pés afastados na largura dos ombros. Posicione-se de costas para as polias. Segure uma alça do cabo em cada mão e execute o mesmo movimento descrito no crucifixo deitado. Outra alternativa é executar o exercício em um banco inclinado para ter como alvo os músculos do tórax a partir de um ângulo diferente. Isso estimulará uma variedade maior de fibras musculares durante o treinamento.

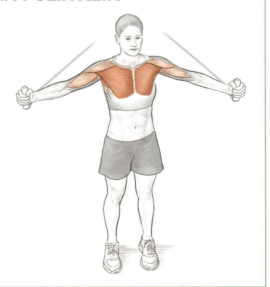

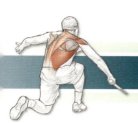

CAPÍTULO 5
COSTAS

Não se deve negligenciar os músculos das costas no treino para desempenho e prevenção de lesões no tênis. Ainda que esses músculos ajam de forma concêntrica, particularmente durante um golpe de *backhand*, não se pode negligenciar a importância da ação excêntrica desses músculos, sobretudo durante o *follow-through* (terminação) do saque e golpes de *forehand*. Costas fortes estimulam uma postura correta, criam equilíbrio entre o lado dominante e o não dominante do corpo, protegem as articulações e servem como ligação entre as partes inferior e superior do corpo. Uma vez que no tênis as costas devem realizar flexão, extensão e rotação, desenvolver os músculos das partes inferior e superior das costas é crucial para um desempenho melhor do tenista em quadra.

Como mencionado no Capítulo 4, alguns músculos envolvem o corpo e podem ser nomeados tanto como músculos das costas (posteriores) como do tórax (anteriores). O peitoral menor e o serrátil anterior, por exemplo, são destacados no Capítulo 4, ainda que eles também tenham um papel de suporte em alguns exercícios deste capítulo.

Anatomia das costas

Os músculos das costas propiciam flexibilidade e mobilidade da coluna e, quando treinados corretamente, promovem boa postura. Em geral, os músculos profundos agem como suporte e movimentam a coluna, enquanto os músculos mais superficiais movem os braços e os ombros. Os músculos mais profundos estão distribuídos em camadas. Existem muitos músculos nessas camadas, mas para o objetivo deste capítulo, focaremos somente nos principais músculos e naqueles envolvidos nos exercícios deste capítulo.

Muitos músculos das costas são tipicamente descritos como músculos dos ombros; porém, por causa de seu papel recíproco com as costas, eles merecem ser mencionados aqui. O manguito rotador (ver Fig. 2.1) é formado por quatro músculos curtos: subescapular, supraespinal, infraespinal e redondo menor. Esses músculos se fixam e fortalecem a cápsula da articulação e mantêm o úmero no encaixe da articulação. Eles têm importância vital na estabilidade da articulação do ombro. O músculo deltoide (ver Fig. 2.2) confere ao ombro sua aparência arredondada e é o seu motor primário para a elevação do braço para a frente e para a lateral do corpo.

Na parte superior das costas (Fig. 5.1), o trapézio se liga ao crânio e ajuda a sustentar e rotacionar a cabeça. Ele também trabalha em conjunto com o levantador da escápula para movimentar a escápula para cima e ao encontro da linha mediana do corpo. O latíssimo do dorso é o maior e mais forte músculo das costas, e se liga à coluna acima da borda inferior do trapézio e avança para baixo em direção à parte posterior da pelve. Ele ajuda a trazer o braço (úmero) para baixo, em direção à linha mediana do corpo, e também dá assistência em puxar os ombros para trás. O latíssimo do dorso é o maior músculo que propicia uma aparência em forma de V para a silhueta das costas. Os romboides (maior e menor) seguem entre a coluna vertebral e a escápula e movem esta última para cima e para o meio (retração). Os romboides são os principais músculos envolvidos em aproximar as escápulas uma da outra. O principal músculo que propicia

83

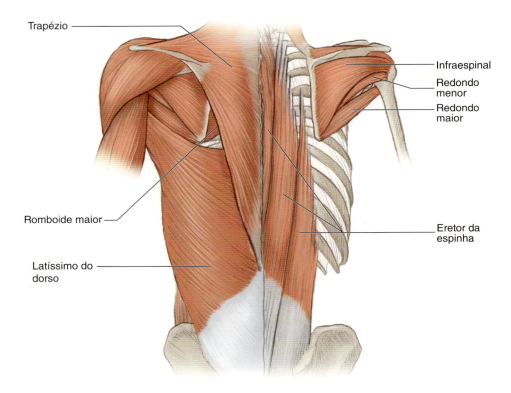

Figura 5.1 Músculos das costas: trapézio, romboide maior, latíssimo do dorso, infraespinal, redondo menor, redondo maior e eretor da espinha.

a ação oposta (protração) é o serrátil anterior, que envolve-se ao longo da parede da caixa torácica para se fixar à borda interna da escápula. O grupo muscular eretor da espinha faz parte da camada externa dos músculos das costas. O eretor da espinha estende ou estabiliza a coluna e ajuda a manter uma postura ereta.

Dois importantes grupos musculares na parte inferior das costas incluem o multífido e o quadrado do lombo (Fig. 5.2), que auxiliam na estabilização da coluna vertebral. O psoas maior, que conecta a região lombar da coluna vertebral aos flexores do quadril, também é importante, particularmente para os jogadores de tênis.

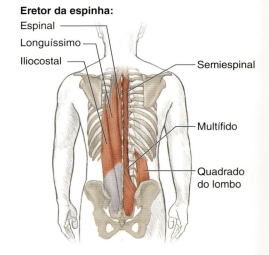

Figura 5.2 Multífido e quadrado do lombo.

Golpes de tênis e movimentos das costas

Durante o saque, a fase de flexão máxima dos joelhos (i.e., *backswing*) faz com que as costas se encontrem em posição de hiperextensão e de rotação. Essa posição provoca bastante estresse nos músculos e nas articulações que circundam as costas. Essa é a principal razão para fortalecer tanto os músculos da parte superior como da parte inferior das costas. Tênis é um esporte de emergências. Existem paradas e recomeços frequentes, guinadas por bolas quase fora de alcance e mudanças de direção diversas vezes durante um ponto. Todos esses movimentos impõem exigências pesadas sobre o corpo, especialmente às costas. Combine isso com o fato de que muitos jogadores negligenciam o treinamento para as costas, pelo menos na mesma extensão do treinamento para os músculos da parte da frente do corpo, e pode-se ver como os jogadores colocam-se em situações de lesão ou de baixo desempenho. Os exercícios destacados neste capítulo ajudam a fortalecer os músculos das costas, com um foco particular naqueles músculos envolvidos no *follow-through* (terminação) do saque e do *forehand* e nos músculos que são os motores primários no movimento de aceleração (i.e., para a frente) no *backhand* com uma e com duas mãos. Como as costas são fundamentais para a transferência de forças da parte inferior para a parte superior do corpo como integrante da cadeia cinética, exercícios rotacionais também são recomendados e incluídos.

Exercícios para as costas

Exercícios para as costas devem ser feitos regularmente. Equilíbrio muscular é muito importante para os jogadores de tênis. Uma vez que os músculos da parte frontal do corpo – o tórax e a parte anterior dos ombros – são tipicamente mais fortes em jogadores de tênis por causa das ações repetidas dessas partes do corpo durante os golpes, a musculatura das costas requer atenção especial. Execute exercícios para as costas várias vezes por semana, com um dia de descanso entre as sessões. Técnica apropriada é muito importante, por isso, recomendamos consultar um especialista em condicionamento físico com conhecimento em tênis. Ao utilizar um equipamento, execute duas a três séries de 10 a 12 repetições. Muitos exercícios podem ser executados usando o próprio peso corporal ou *medicine balls*. Exercícios com *medicine ball* são exercícios de corpo inteiro que incorporam movimentos rotacionais e por isso são bem específicos para o tênis. Ainda que o tênis frequentemente requeira que os músculos das costas atuem de forma excêntrica, recomenda-se começar um programa de fortalecimento e condicionamento para as costas com exercícios concêntricos para desenvolver uma boa base de força. Um preparador físico ou treinador de força pode dizer quando começar a incorporar exercícios de força excêntricos em seu programa individual.

PUXADA COM PEGADA ABERTA

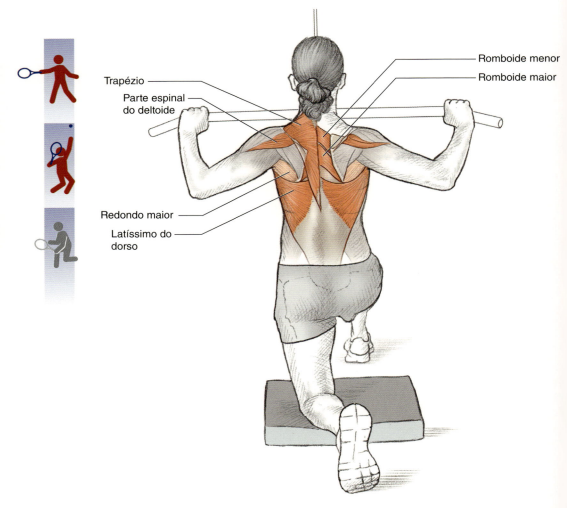

Execução

1. Ajoelhe-se em um colchonete, de frente para o *pulley*. Segure a barra com suas mãos em uma posição um pouco maior que a largura dos ombros, palmas para fora. Permaneça com o *core* estável.
2. Puxe a barra para baixo, à frente da sua cabeça, até aproximadamente o nível do esterno. Foque em contrair as escápulas uma contra a outra.
3. Lentamente retorne à posição inicial e repita.

Músculos envolvidos

Primários: Latíssimo do dorso, trapézio, parte espinal do deltoide, romboide maior, romboide menor

Secundários: Bíceps braquial, redondo maior

Enfoque no tênis

Os músculos envolvidos neste exercício têm um papel importante na proteção da parte superior das costas e das articulações dos ombros, promovendo força excêntrica nas fases de *follow-through* (terminação) do saque e do *forehand*. Retração das escápulas ajuda a fortalecer os músculos, protegendo-os, pois são músculos muito importantes para o jogador de tênis. Eles também são responsáveis pela fase de flexão máxima dos joelhos no saque. Os maiores grupos musculares das costas estão envolvidos neste exercício. O latíssimo do dorso é o maior e mais potente músculo das costas e propicia tanto contrações concêntricas como excêntricas durante os golpes de tênis.

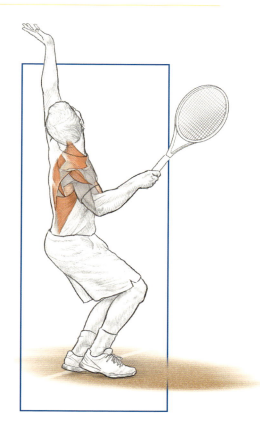

VARIAÇÃO
PUXADA COM PEGADA FECHADA

Um foco maior nos estabilizadores escapulares é possível ao se colocar as mãos mais próximas, entre 5 a 8 cm de distância, e virar as palmas para dentro, como na posição do exercício barra fixa. Certifique-se de puxar a barra para baixo e em frente a sua cabeça; puxar o peso para baixo, atrás da cabeça, provoca estresse desnecessário tanto na articulação como nos estabilizadores escapulares. Puxe o peso para baixo até a parte superior de seu tórax enquanto empurra simultaneamente seu tórax para fora e para cima. Este exercício também pode ser executado em um *pulley*.

PUXADA EM ROTAÇÃO

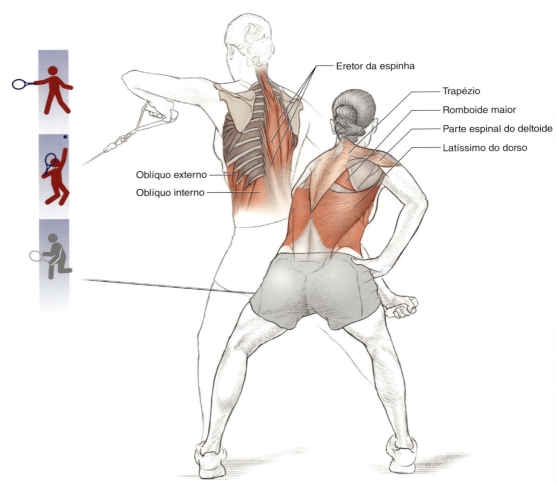

Execução

1. Em uma polia, ajuste a altura do cabo para a altura do quadril. Segure a alça com a mão esquerda na lateral externa de seu pé direito, enquanto permanece em posição de expectativa lateralmente ao aparelho. (Em uma posição de expectativa, seu peso fica distribuído de maneira igual entre os dois pés, joelhos levemente flexionados, costas retas, cabeça erguida e olhos para a frente.) Mantenha um bom equilíbrio enquanto se inclina levemente para a frente.
2. Ao manter a posição de expectativa, puxe o cabo para que seu cotovelo esquerdo venha até o nível de seu ombro esquerdo via contrações dos músculos superiores das costas. Mova-se lentamente e com controle ao focar-se em contrair suas escápulas uma contra a outra.
3. Depois de completar as repetições com o braço esquerdo, troque de braço e execute o mesmo movimento com o braço direito.

Músculos envolvidos

Primários: Romboide maior, romboide menor, oblíquo interno, oblíquo externo, eretor da espinha, latíssimo do dorso
Secundários: Parte espinal do deltoide, trapézio

Enfoque no tênis

A parte superior das costas é fundamental durante todos os aspectos de desaceleração dos golpes de tênis. Esses músculos precisam ser treinados tanto em um plano único como em planos rotacionais de movimento. Rotações são de vital importância no jogo de tênis moderno. Nos golpes de fundo de quadra, tanto *forehand* como *backhand* e o saque requerem rotação significativa do corpo para criar golpes potentes. Tanto a musculatura superior como a inferior das costas melhoram quando se incorpora esse exercício ao programa de treinamento. Um programa de treinamento abrangente deve se focar não somente em exercícios de flexão e extensão, mas também no desenvolvimento dos músculos das costas em movimentos rotacionais para ajudar a fortalecer os músculos necessários para proteger os ombros e ajudar a desacelerar a raquete e a parte superior do corpo depois do contato com a bola.

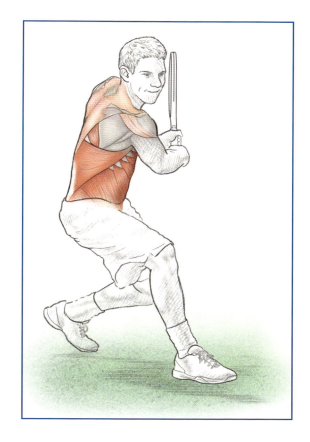

VARIAÇÃO

ROTAÇÃO DO TRONCO COM *MEDICINE BALL*

Se uma polia não estiver disponível, este exercício pode ser executado usando uma *medicine ball*. Dois jogadores ficam de costas um para o outro. Enquanto eles rotacionam, passam a *medicine ball* um para o outro. Certifique-se de que cada jogador faça a rotação em ambas as direções.

REMADA SENTADA

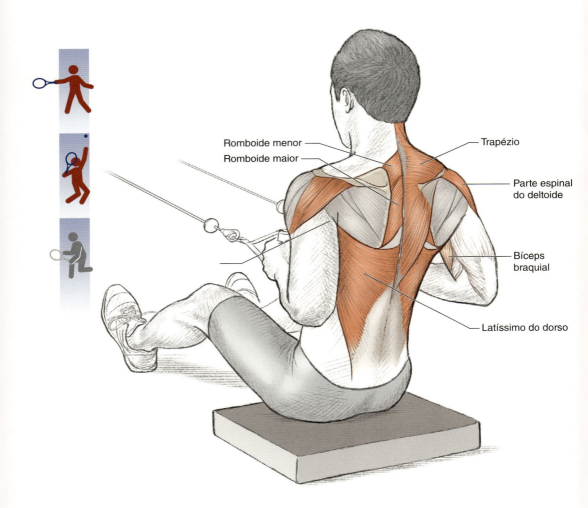

Execução

1. Sente-se de frente para uma polia próxima ao chão, ou use um aparelho de remada, se possível. Segure as alças na altura do tórax.
2. Puxe as alças em direção ao corpo enquanto contrai as escápulas uma contra a outra (retração). Mantenha o *core* estável.
3. Lentamente retorne o peso à posição inicial e repita o movimento.

Músculos envolvidos

Primários: Trapézio, romboide maior, romboide menor, latíssimo do dorso, parte espinal do deltoide
Secundário: Bíceps braquial

Enfoque no tênis

Este pode ser o exercício mais importante para a parte superior do corpo para os jogadores de tênis. Os músculos envolvidos neste exercício, incluindo os estabilizadores escapulares, precisam ser fortalecidos para ajudar a proteger os ombros e a parte superior das costas. Da maneira como os saques e os *forehands* são realizados, os músculos desenvolvem trabalho excêntrico durante este exercício para ajudar a proteger os ombros e a parte superior das costas, sobretudo durante o *follow-through* (terminação) depois do contato com a bola. Além disso, esses músculos são crucialmente importantes durante os golpes de *backhand*, uma vez que eles propiciam a força (por meio de contração concêntrica) para o *forward swing* (fase de aceleração). Desenvolver uma boa retração da escápula e um romboide forte melhorará a postura corporal e reduzirá a probabilidade de desenvolvimento excessivo do trapézio, o que pode resultar em dor no pescoço e grande chance de lesão.

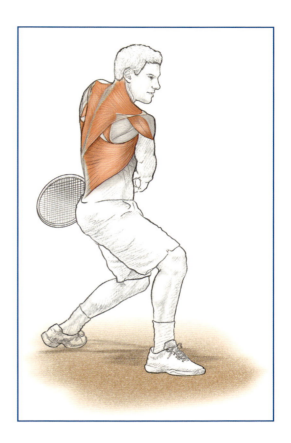

VARIAÇÃO
REMADA EM PÉ

Este exercício também pode ser realizado em pé. Além disso, ele pode ser executado de uma posição sentada, mas enquanto o peso é puxado para trás, os cotovelos são mantidos no nível dos ombros, permitindo um envolvimento significativo da parte espinal do deltoide.

CRUCIFIXO INVERSO

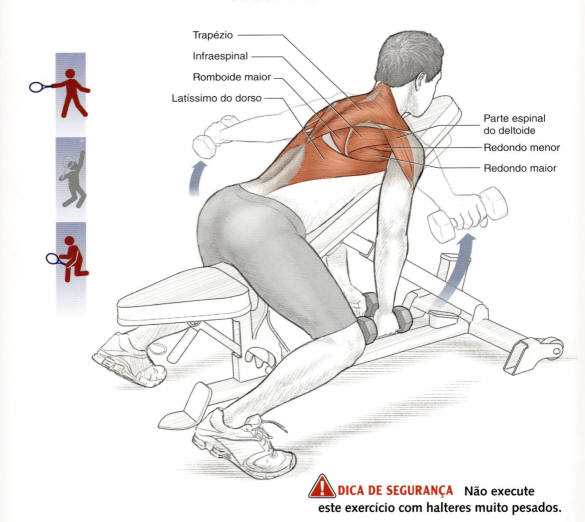

⚠️ **DICA DE SEGURANÇA** Não execute este exercício com halteres muito pesados.

Execução

1. Deite-se de bruços em um banco inclinado, como uma inclinação entre 45° e 60°. Segure um halter em cada mão. Os braços devem estar estendidos ou com os cotovelos minimamente flexionados. Palmas das mãos viradas para dentro.
2. Eleve os cotovelos até o nível dos ombros, mantendo as palmas das mãos para baixo.
3. Lentamente retorne à posição inicial.

Músculos envolvidos

Primários: Parte espinal do deltoide, romboide maior, romboide menor, trapézio, latíssimo do dorso, redondo maior, redondo menor, infraespinal
Secundários: Braquial, bíceps braquial

Enfoque no tênis

Este exercício foca naqueles músculos que ajudam a proteger o cíngulo do membro superior (cintura escapular). Eles são particularmente ativos durante o contato e a desaceleração do golpe de voleio de *backhand*. O objetivo é fortalecer os estabilizadores escapulares contraindo os grupos musculares que estão ao redor. Este exercício deve ser executado com pesos leves, uma vez que o objetivo é trabalhar a resistência muscular, enquanto mantém a técnica apropriada. Muito do que acontece durante uma partida de tênis é bastante similar a este exercício, no qual os jogadores devem executar muitos *backhands*. O crucifixo inverso permite que os jogadores fortaleçam os músculos apropriados para melhorar a resistência muscular durante longas partidas.

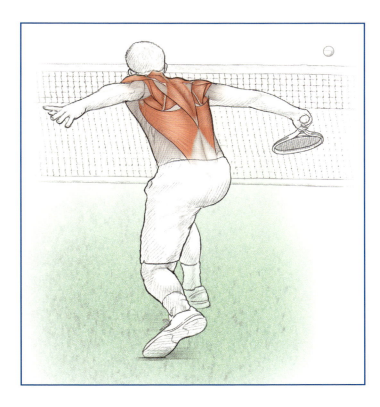

REMADA INCLINADA

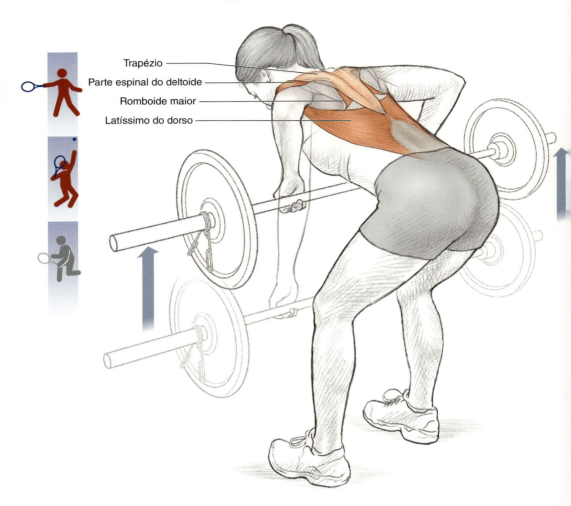

Trapézio
Parte espinal do deltoide
Romboide maior
Latíssimo do dorso

Execução

1. Fique em pé, com seus pés afastados na largura dos ombros, joelhos levemente flexionados (cerca de 30° de flexão dos joelhos). Enquanto mantém o *core* estável, abaixe-se e segure uma barra com as duas mãos um pouco mais afastadas que a largura dos ombros. Não arredonde suas costas. Eleve a barra até a altura do joelho.
2. Da posição inicial, contraia as escápulas uma contra a outra e também seus romboides e latíssimo do dorso para puxar a barra ao encontro do tórax, enquanto mantém o *core* e a parte inferior do corpo estáveis.
3. Lentamente retorne à posição inicial e repita o movimento.

Músculos envolvidos

Primários: Parte espinal do deltoide, romboide maior, romboide menor, latíssimo do dorso

Secundários: Trapézio, eretor da espinha

Enfoque no tênis

O objetivo da remada inclinada é melhorar o fortalecimento dos estabilizadores escapulares e músculos das costas. Além disso, similar ao exercício da puxada, este é um excelente exercício para promover equilíbrio muscular entre os lados dominante e não dominante. Esses músculos agem excentricamente no *follow-through* (terminação) tanto do saque como do *forehand*, e também estão envolvidos na fase concêntrica (*forward swing*) do golpe de *backhand*. A remada inclinada também ajuda a desenvolver a estabilidade do *core*.

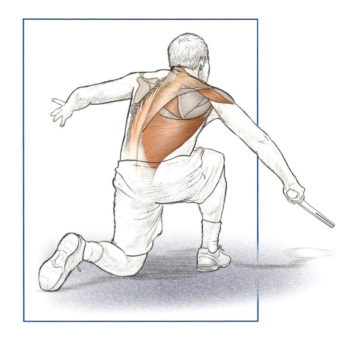

VARIAÇÃO

REMADA INCLINADA COM HALTERES

Este exercício também pode ser executado utilizando-se halteres no lugar da barra.

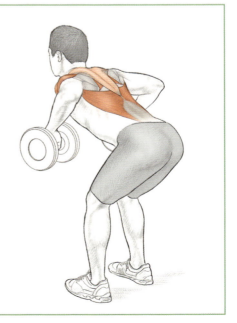

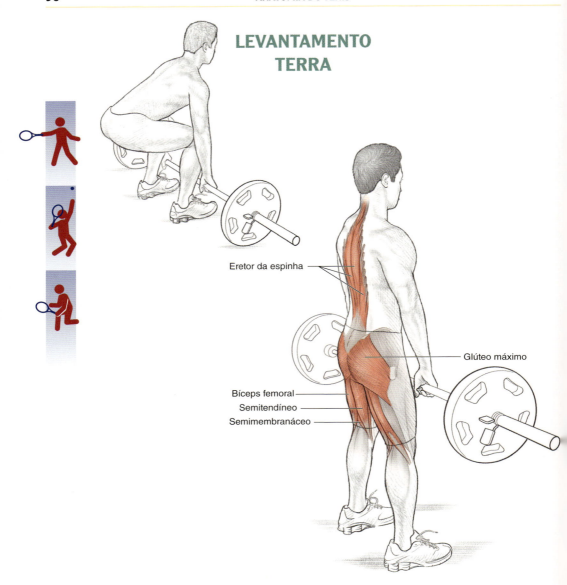

LEVANTAMENTO TERRA

Execução

1. Coloque uma barra no solo ou em uma plataforma de levantamento. Fique em pé com seus pés afastados na largura dos ombros. Segure a barra usando uma pegada pronada, mãos afastadas pelo menos na largura dos ombros, e agache-se até que seu quadril esteja quase paralelo aos seus joelhos. Contraia suas escápulas uma contra a outra.
2. Contraia seus extensores do quadril e fique em pé com o corpo ereto, erguendo a barra ao nível do quadril enquanto mantém os braços estendidos.
3. Flexione os joelhos e abaixe o peso de volta ao solo, com controle, para retornar à posição inicial.

Músculos envolvidos

Primários: Glúteo máximo, bíceps femoral, semimembranáceo, semitendíneo, eretor da espinha

Secundários: Psoas maior, multífido, quadrado do lombo, latíssimo do dorso, trapézio

Enfoque no tênis

Uma das áreas do corpo mais frequentemente lesionadas é a parte inferior das costas. Este exercício trabalha em áreas diferentes do corpo, incluindo trapézio e quadril, mas o foco principal é a parte inferior das costas. Ter essa região fortalecida é muito importante, porque as costas são a ligação entre as partes superior e inferior do corpo. Forças produzidas na parte inferior do corpo têm de ser transferidas por meio das costas para o tronco e braços e, finalmente, à raquete e à bola. Essa transferência de forças pode ser claramente vista no movimento do saque. A fase de elevação do levantamento terra desenvolve força por meio de um movimento similar ao usado para sair da flexão de joelho no saque.

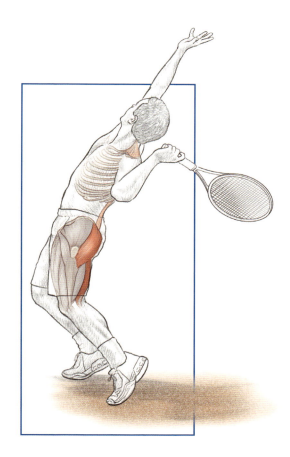

VARIAÇÃO
PEGADA ALTERNADA

Para trabalhar com uma carga mais pesada, ou para não permitir que o peso escape de suas mãos, use uma pegada alternada. Segure a barra com uma palma virada na sua direção e a outra virada na direção oposta.

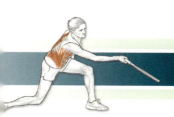

CAPÍTULO 6
CORE E TRONCO

Um jogador de tênis tem uma metade superior e uma inferior, um lado esquerdo e um direito e uma parte frontal e uma posterior. O *core*, ou tronco, conecta cada uma dessas áreas ao resto do corpo e, assim, deve ser a parte mais importante do corpo a ser treinada. Ele inclui vários grandes grupos musculares que estão envolvidos em cada um dos planos de movimento. No jogo de tênis moderno, movimentos rotacionais, em particular, têm se tornado mais comuns, e os jogadores de tênis precisam ter uma visão tridimensional do treinamento para que desenvolvam um programa balanceado. Simplesmente executar alguns abdominais não prepara o corpo para os movimentos rotacionais, laterais, hiperextensões e flexões requeridos para competir com sucesso tanto em nível recreacional como competitivo. O *core* serve como um importante componente na soma das forças inicialmente geradas a partir do solo e transferidas para o resto do corpo até a raquete e a bola. O foco dos exercícios de *core* específicos para tênis deve estar na estabilidade, no equilíbrio, na postura, na melhora de desempenho e na prevenção de lesões.

Anatomia do *core*

A anatomia do *core* está focada no centro do corpo. O *core* é formado por grupos musculares localizados na parte anterior, na parte posterior e nas laterais do corpo.

O eretor da espinha (Fig. 6.1a) acompanha a coluna vertebral, controla a flexão para a frente e ajuda a manter a postura ereta. É, na verdade, formado por vários músculos e se estende pelas regiões lombar, torácica e cervical. O quadrado do lombo e o multífido são dois grupos musculares profundos que auxiliam na estabilidade da coluna e na flexão lateral.

O psoas maior é referido algumas vezes como iliopsoas, o que tecnicamente é a combinação do músculo ilíaco com o psoas maior (Fig. 6.1b). Ele conecta a região lombar da coluna vertebral aos flexores do quadril. O ilíaco é importante para a flexão da perna. Contudo, tanto o ilíaco como o psoas maior flexionam o tronco para a frente e podem elevá-lo a partir de uma postura deitada (como nos abdominais), porque o psoas maior transpõe várias articulações vertebrais e a articulação sacroilíaca.

O reto do abdome (Fig. 6.2) é composto por dois músculos em forma de cinta que seguem verticalmente. Ele se estende pela parte anterior do abdome. Este é o músculo tipicamente visto como "barriga de tanquinho" em atletas muito treinados. O reto do abdome se origina na frente da caixa torácica e se insere na pelve. O transverso do abdome é mais profundo, ficando abaixo do reto do abdome. O transverso do abdome envolve o corpo quase como uma cinta natural, e suas fibras se alinham horizontalmente. Ele é crucial na estabilização da pelve e no suporte do tronco. Tanto o músculo transverso do abdome como o oblíquo interno ficam abaixo dos músculos oblíquos externos. O oblíquo interno é um tecido largo e fino. Suas fibras correm para cima e para dentro a aproximadamente 90° do oblíquo externo. Os oblíquos auxiliam na rotação do tronco.

O serrátil anterior (também discutido nos Caps. 4 e 5) é um músculo de oito partes que puxa a escápula para a frente (protração). Também ajuda na estabilização da escápula. Ele se origina na superfície da oitava ou nona costela superior, ao lado do tórax, e se insere ao longo de todo o comprimento anterior da borda medial da escápula.

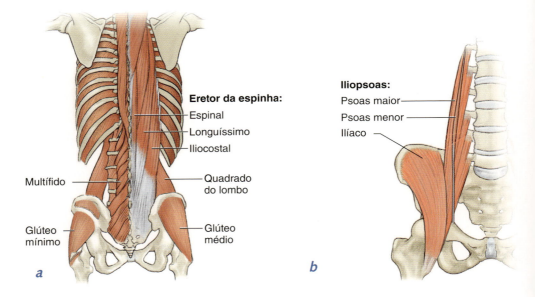

Figura 6.1 Músculos do *core* (*a*) nas costas e (*b*) na região anterior do corpo.

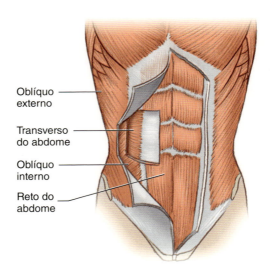

Figura 6.2 Reto do abdome e músculos ao redor.

Golpes de tênis e movimentos do *core*

Os jogadores de tênis atualmente costumam realizar golpes de fundo de quadra a partir de um posicionamento dos pés em *open-stance*. Essa posição requer que o corpo gire no plano transverso ou no horizontal. Na fase de flexão máxima dos joelhos (i.e., *backswing*) do golpe, os músculos do *core* são alongados e, assim, estocam energia potencial elástica que pode ser liberada como energia cinética na fase de aceleração (i.e., movimento para a frente) do golpe. Uma preparação apropriada do *core* é essencial para prevenir lesões e gerar melhor desempenho em quadra. Lembre-se, muitos desses músculos também transferem força da parte inferior para a parte superior do corpo na cadeia cinética. O treinamento deve incluir os músculos das partes posterior, anterior e laterais do corpo – um programa equilibrado, em outras palavras. Um programa corretamente equilibrado ajudará na postura, estabilidade e controle corporal em posturas extremas. O tronco e o *core* estão envolvidos em cada um dos golpes de tênis; assim sendo, o fortalecimento desses músculos é mais importante do que o de qualquer outro.

Exercícios para o *core*

Muitos jogadores são ensinados a fazer abdominais diariamente como parte de seus treinamentos. Para os jogadores de tênis, não há nada errado em executar qualquer exercício benéfico para o abdome. Todavia, é mais importante criar um equilíbrio apropriado. Certifique-se de incluir exercícios para as partes anterior e posterior e também para os músculos envolvidos na rotação do corpo. Executar esses exercícios pelo menos em dias alternados com um dia de descanso entre eles será de grande ajuda em seu desempenho e também na prevenção de lesões. Muitos desses exercícios podem ser executados sem o uso de equipamentos. Seu próprio peso corporal fornece a resistência. Se mais resistência for necessária, use uma *medicine ball* ou outra forma de resistência como halteres, anilhas e sacos de areia. Uma vez que estes são alguns dos maiores grupos musculares do corpo, eles conferem equilíbrio e estabilidade. Velocidade não é fundamental quando se está executando esses exercícios. Execute-os com técnica apropriada e certifique-se de trabalhar todos os lados do *core*.

ABDOMINAL

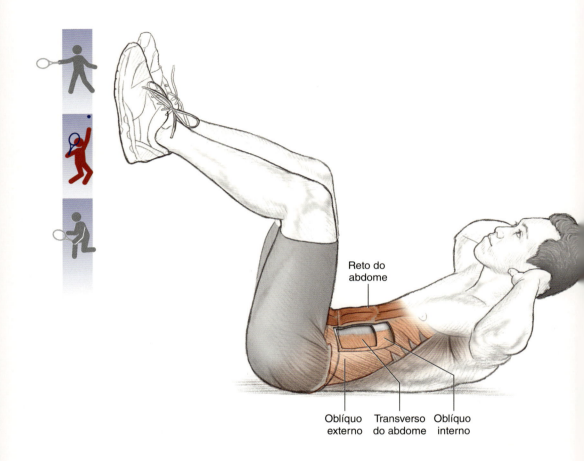

Reto do abdome
Oblíquo externo
Transverso do abdome
Oblíquo interno

Execução

1. Deite-se com o corpo estendido, com quadril e joelhos flexionados a 90° e as mãos tocando suas orelhas.
2. Eleve os ombros e a parte superior do corpo, trazendo o tórax para a frente e contraindo firmemente os abdominais enquanto mantém a parte inferior das costas em contato com o solo. Foque em contrair seus músculos do *core* para iniciar o movimento do corpo. Não puxe seu pescoço com as mãos para iniciar o movimento.
3. Lentamente, abaixe a parte superior das costas e os ombros para retornar à posição inicial e repita o exercício.

Músculos envolvidos

Primário: Reto do abdome
Secundários: Transverso do abdome, oblíquo interno, oblíquo externo

Enfoque no tênis

Durante todos os golpes de tênis, os músculos do *core* contraem e relaxam em diferentes pontos durante o movimento para ajudar a melhorar o desempenho e reduzir os riscos de lesão. O reto do abdome contrai durante o contato no saque e é envolvido como um músculo secundário no contato durante os golpes de fundo de quadra e voleios. Os músculos do *core* também têm papel vital na estabilização do corpo, especialmente durante a fase de desaceleração de todos os golpes, incluindo o saque.

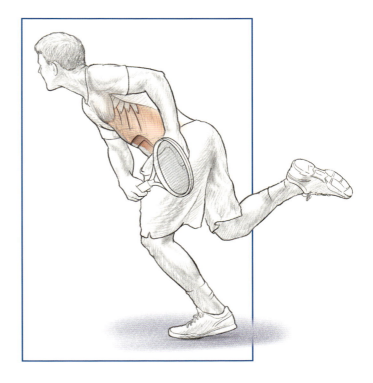

VARIAÇÃO
ABDOMINAL INVERSO

O abdominal inverso tem a mesma posição inicial. Em vez de elevar os ombros e a parte superior das costas, eleve a pelve do solo, contraindo firmemente o reto do abdome e os flexores do quadril (iliopsoas e reto femoral) e, em seguida, os oblíquos. O abdominal inverso ajuda no desenvolvimento da porção inferior do *core* e dos flexores do quadril, uma área com a qual muitos tenistas contam para manter o centro de massa baixo durante os golpes de fundo de quadra e voleios. Lesões são muito comuns nessa região, e o acréscimo do abdominal inverso no programa de exercícios ajudará a fortalecer os músculos da parte inferior do *core*.

ABDOMINAL COM ROTAÇÃO

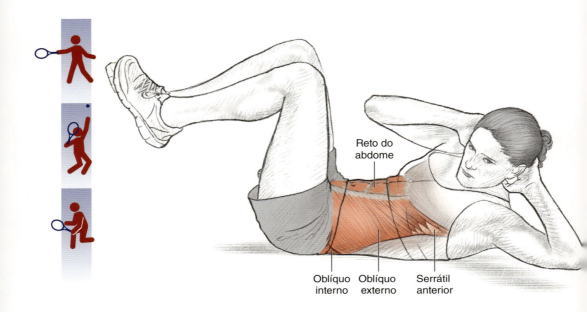

Execução

1. Deite-se com o corpo estendido, com quadril e joelhos flexionados a 90° e as mãos tocando suas orelhas.
2. Ao iniciar o movimento abdominal, gire o tronco, movendo o cotovelo direito em direção ao joelho esquerdo, tentando tocá-lo.
3. Lentamente retorne à posição inicial. Para a próxima repetição, mova o cotovelo esquerdo em direção ao joelho direito.

Músculos envolvidos

Primários: Oblíquo interno, oblíquo externo, reto do abdome
Secundários: Serrátil anterior, ilíaco, psoas maior, transverso do abdome

Enfoque no tênis

A maioria dos movimentos no tênis conta com a rotação em um plano transverso. Assim, é importante fortalecer os músculos do *core* em padrões de movimento similares àqueles executados durante o jogo. Os oblíquos internos e externos, junto com o reto do abdome, são os músculos impulsores primários. Contudo, durante o *forehand* e o *backhand* de fundo de quadra e o saque, os músculos que rotacionam o *core* estão muito ativos na fase de flexão máxima dos joelhos, quando são pré-alongados, e mais uma vez na fase de aceleração, quando a energia criada durante a fase de flexão máxima dos joelhos é liberada para acelerar o movimento.

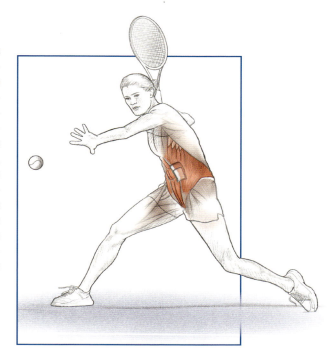

VARIAÇÃO

BICICLETA

A bicicleta requer a mesma posição inicial. Enquanto o cotovelo direito se move em direção ao joelho esquerdo, a perna direita se estende por meio da contração do *core* e da extensão do quadril. Esse movimento é então repetido do outro lado. Esse exercício pode ser executado lentamente, em velocidade média ou rápida.

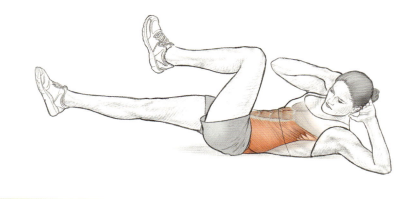

PRANCHA

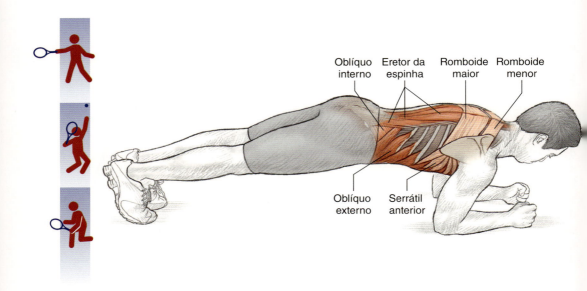

Execução

1. Deite-se de bruços, com seus cotovelos e antebraços sob o corpo e alinhados com os ombros. Suas pernas ficam estendidas, com pés, joelhos e quadríceps femoral tocando o solo, afastadas aproximadamente na largura dos ombros.
2. Levante-se em posição de prancha, contraindo o *core* e os músculos do quadril e empurrando para baixo os antebraços e os dedos dos pés. Eleve o corpo até que somente os antebraços e dedos dos pés permaneçam em contato com o solo.
3. Permaneça nessa posição enquanto mantém a coluna neutra (preservando a curvatura fisiológica). Iniciantes devem manter a posição por dez a trinta segundos; atletas mais avançados mantêm a posição por um a três minutos.

> ⚠️ **DICA DE SEGURANÇA** Não deixe que o quadril e as costas se curvem. Este exercício será efetivo somente se for mantida a posição estendida dos ombros até os pés.

Músculos envolvidos

Primários: Transverso do abdome, reto do abdome, oblíquo interno, oblíquo externo, multífido, eretor da espinha

Secundários: Ilíaco, psoas maior, serrátil anterior, romboide maior, romboide menor

Enfoque no tênis

O tênis é um esporte dinâmico no qual todos os movimentos usam os ciclos de alongamento e encurtamento. Ainda que a prancha seja um exercício isométrico que não utiliza esses ciclos, ela ainda é muito importante como ferramenta de treino para o tênis. A habilidade de estabilizar o corpo para alcançar uma bola longa, girar o tronco durante os golpes de fundo de quadra e saques, ou fazer contato durante voleios e *smashes* pode ser melhorada com a prática da prancha. Esse exercício também é importante para prevenir lesões no *core* e nos músculos do quadril, áreas de alto risco de lesão para jogadores de tênis. Continue a desenvolver esse exercício e vá acrescentando dificuldade, aumentando os períodos em que mantém a posição ou adicionando resistência quando apropriado.

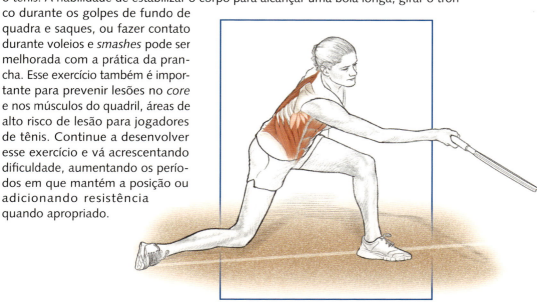

VARIAÇÃO

PRANCHA LATERAL

A prancha lateral é somente uma das muitas variações possíveis. Para executá-la, apoie-se em seu cotovelo direito deitado em posição lateral, com os ombros e o quadril paralelos ao solo. Coloque sua mão esquerda no quadril. A posição lateral aumenta a ativação muscular dos oblíquos, que são vitais na melhora da estabilização do *core* durante movimentos rotacionais. Outras variações incluem a prancha com peso e em desequilíbrio. Pranchas com peso devem ser executadas somente depois de desenvolver-se ao ponto de precisar de mais resistência para adaptar e melhorar o condicionamento. Pranchas em desequilíbrio são executadas em uma superfície instável, como uma *medicine ball* ou um Bosu®, e requerem uma maior estabilização e contrações do *core* para manter a boa postura.

ROTAÇÃO RUSSA

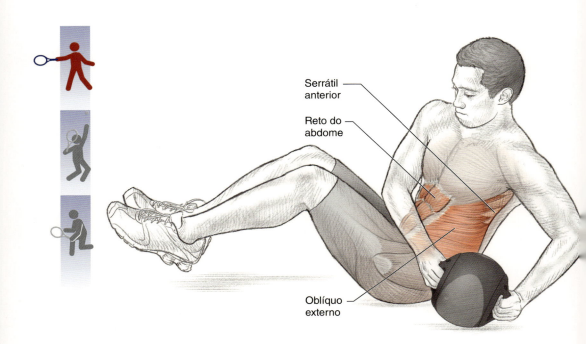

Execução

1. Sente-se no solo, segurando uma *medicine ball* com as duas mãos em frente ao corpo, com quadril e joelhos flexionados a aproximadamente 45° em relação aos ombros. A parte superior das costas deve estar em um ângulo de 45° em relação ao solo e formar um ângulo de 90° com a coxa. Os pés devem estar fora do solo.
2. Gire o tronco para a esquerda para que a *medicine ball* toque o solo próximo ao lado esquerdo do quadril.
3. Gire o tronco de volta para a direita para que a *medicine ball* toque o solo próximo ao lado direito do quadril. Repita o movimento.

Músculos envolvidos

Primários: Reto do abdome, oblíquo interno, oblíquo externo
Secundários: Serrátil anterior, ilíaco, psoas maior, transverso do abdome, multífido

Enfoque no tênis

Esse exercício aborda de forma específica o movimento necessário para executar golpes de fundo de quadra, especialmente a flexão máxima dos joelhos no *backswing* (fase de preparação) do *forehand* e do *backhand* de fundo de quadra. Variando a velocidade das rotações, ele pode também ajudar a desenvolver potência nos músculos do *core*, em padrões de movimentos rotacionais. O mesmo acontece quando é executado com resistência leve e quando é executado em velocidade rápida.

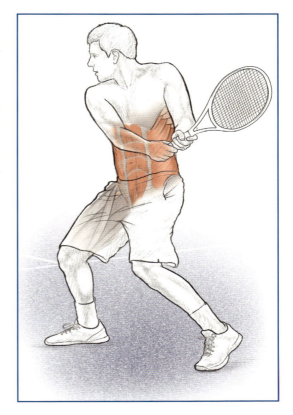

VARIAÇÃO
ROTAÇÃO RUSSA NA *FITBALL*

Deite-se em uma *fitball*, com seus pés no solo e os ombros e a parte superior das costas apoiados na bola. Gire o tronco para a direita e sinta o oblíquo direito contraindo. Repita o movimento para a esquerda. Uma vez que esse exercício é um pouco mais instável, ele requer o envolvimento de mais músculos secundários para manter a estabilidade.

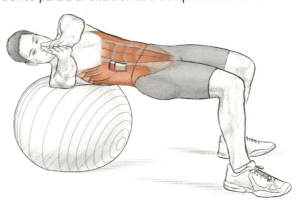

NADADOR

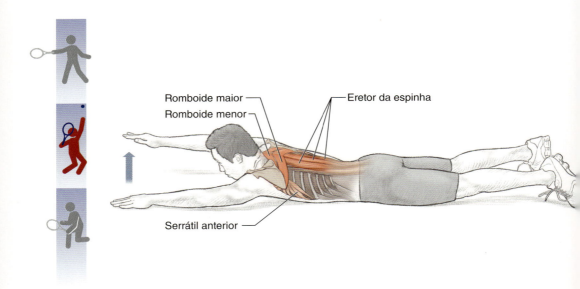

Execução

1. Deite-se de bruços, com os braços estendidos acima da cabeça.
2. Enquanto mantém os pés no solo, erga o braço esquerdo para cima e para baixo, acima da cabeça, contraindo os músculos nas partes inferior e superior das costas e do ombro.
3. Troque de braço, erguendo o braço direito para cima e para baixo acima da cabeça.
4. Repita o movimento, alternando os braços, durante a série de exercícios.

Músculos envolvidos

Primários: Eretor da espinha, multífido, romboide maior, romboide menor
Secundários: Latíssimo do dorso, serrátil anterior

Enfoque no tênis

Os músculos da parte inferior das costas (eretor da espinha e multífido) estão intensamente envolvidos na maioria dos movimentos de tênis. Eles são vitais durante a desaceleração depois de um golpe de fundo de quadra ou saque, e seu papel durante o saque é primordial. A maioria dos bons tenistas atinge um ângulo de separação de aproximadamente 20° entre os ombros e o quadril durante a fase de flexão máxima dos joelhos, no saque. Eles também exibem uma inclinação vertical (flexão lateral) do tronco. Obter essa posição para um saque efetivo requer tanto força como estabilidade nos músculos da parte inferior das costas, para prevenir lesões e permitir a transferência de energia para a bola de maneira eficaz.

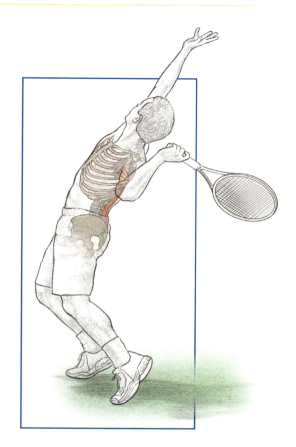

VARIAÇÃO
NADADOR COM ROTAÇÃO

Execute o mesmo padrão de movimento do exercício do nadador, mas em vez de elevar os braços para cima e para baixo em um plano único, gire o tronco e a parte superior das costas levemente à medida que o braço for elevado. Isso exigirá mais esforço muscular do latíssimo do dorso, dos oblíquos e do serrátil anterior.

ANJO DE BRUÇOS

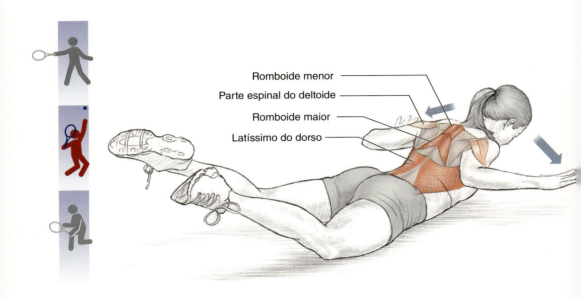

Execução

1. Deite-se de bruços, com as mãos tocando acima da cabeça e os cotovelos flexionados a 45°. Suas pernas devem ficar estendidas e seus pés fora do solo.
2. Abaixe os cotovelos na direção dos quadris, pressionando as escápulas uma contra a outra. Mantenha uma flexão de 45° nos cotovelos. Eleve a parte superior das costas e mantenha os pés fora do chão.
3. Retorne à posição inicial e repita o exercício.

Músculos envolvidos

Primários: Eretor da espinha, multífido, romboide maior, romboide menor, latíssimo do dorso
Secundário: Parte espinal do deltoide

Enfoque no tênis

Esse exercício é particularmente importante para prevenir lesões nas partes superior e inferior das costas. Os músculos que agem de forma excêntrica durante a terminação (*follow-through*) do saque e do *smash* são fortalecidos de maneira concêntrica, propiciando proteção para a escápula e para a musculatura da parte inferior das costas. Ter bom controle da parte superior das costas e dos ombros é, algumas vezes, chamado de *estabilização escapular*. Este é um importante componente para limitar lesões nesta parte do corpo. Este exercício, enquanto foca nos músculos da parte inferior das costas, é também muito bom para desenvolver estabilização escapular, porque os romboides contraem para pressionar as escápulas uma contra a outra.

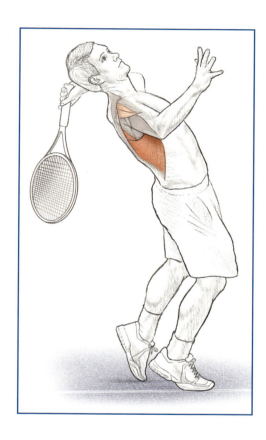

SUPER-HOMEM DEITADO

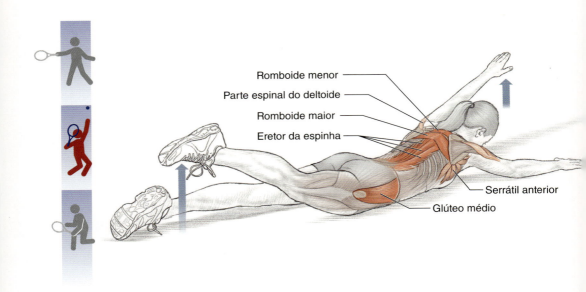

Execução

1. Deite-se de bruços, com ambos os braços estendidos acima da cabeça. Mantenha as pernas estendidas, com os pés no solo.
2. Eleve o braço esquerdo enquanto simultaneamente eleva a perna direita. Contraia os músculos inferiores e superiores das costas. Controle o movimento, focando em contrair esses músculos.
3. Retorne à posição inicial e repita com o braço direito e a perna esquerda.

Músculos envolvidos

Primários: Eretor da espinha, multífido, romboide maior, romboide menor, glúteo médio
Secundários: Parte espinal do deltoide, serrátil anterior, latíssimo do dorso

Enfoque no tênis

Ter bom equilíbrio e controle dos membros contralaterais das partes superior e inferior do corpo é importante, uma vez que a maioria dos golpes de tênis requer movimentos cruzados. O saque de um jogador destro requer um rigoroso envolvimento da parte superior direita do corpo, enquanto o lado esquerdo da parte inferior do corpo é dominante do ponto de vista de força e estabilidade. Isso requer que a parte inferior das costas e o *core* sejam treinados de uma maneira funcional, com exercícios contralaterais.

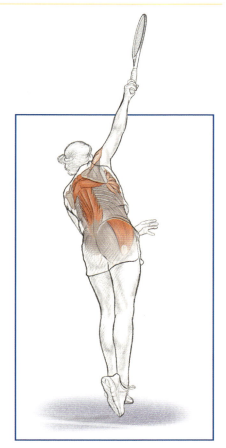

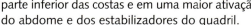

SUPER-HOMEM VOADOR

A versão super-homem voador é executada de maneira similar, mas deve-se elevar tanto as pernas como os braços ao mesmo tempo, o que torna o exercício mais difícil porque é preciso manter o controle das costas e dos abdominais. Uma opção mais fácil é o super-homem ajoelhado. Ajoelhe-se em quatro apoios. Ao elevar o braço esquerdo e a perna direita, mantenha a perna oposta e o braço no chão, para manter o equilíbrio. Esse exercício trabalha músculos similares, mas resulta em uma menor ativação dos músculos da parte inferior das costas e em uma maior ativação do transverso do abdome e dos estabilizadores do quadril.

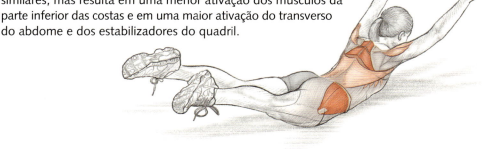

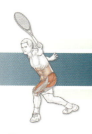

CAPÍTULO 7
MEMBROS INFERIORES

De acordo com treinadores de tênis, não importa que o jogador mova bem a raquete se não puder alcançar a bola. Habilidades de movimentação (ver Cap. 9 para mais detalhes) são de vital importância para o sucesso no jogo de tênis. Além disso, pernas fortes são essenciais para iniciar a cadeia cinética e transferir forças vindas de baixo para cima, para o resto do corpo. Os membros inferiores formam a base para gerar forças apropriadas. O sucesso no tênis depende da força muscular, que permite movimentos explosivos, e da resistência muscular, que sustenta um jogador durante longas partidas. Um benefício adicional em se ter pernas fortes e bem condicionadas é que elas ajudam no equilíbrio do corpo, o que é particularmente importante quando um jogador está fora de posição. Elas também auxiliam um jogador a superar a inércia ao mudar de direção, o que acontece em média quatro ou cinco vezes durante cada ponto. Cada um dos golpes de tênis é influenciado pelo bom condicionamento dos membros inferiores.

Anatomia dos membros inferiores

Os ossos da pelve formam um anel que conecta a coluna aos membros inferiores. Muitos dos mais fortes músculos do corpo estão conectados aos ossos da pelve, o que permite que o peso do corpo seja transferido para os membros inferiores com grande estabilidade. O maior osso da coxa é o fêmur, que conecta a articulação do quadril à articulação do joelho. Os dois maiores ossos da perna são a tíbia e a fíbula, que conectam a articulação do joelho à articulação do tornozelo. A articulação do joelho é uma articulação do tipo dobradiça, capaz de flexionar e estender, similar à articulação do cotovelo.

O quadríceps femoral, principal grupo muscular da região anterior da coxa, é responsável por estender a perna. Ele é formado pelo reto femoral, pelo vasto lateral, pelo vasto medial e pelo vasto intermédio (Fig. 7.1).

Os principais músculos da região glútea são o glúteo máximo, o glúteo médio e o glúteo mínimo (Fig. 7.2). O glúteo máximo é o principal responsável pela extensão do quadril, enquanto o glúteo médio e o glúteo mínimo trabalham juntos para manter a pelve nivelada sem apoio de peso ao andar ou correr. Os músculos posteriores da coxa, também chamados de isquiocrurais, permitem a flexão do joelho. Esses músculos incluem o bíceps femoral, o semimembranáceo e o semitendíneo. Outros grandes músculos da coxa são o grácil, que dá assistência na flexão do membro inferior, girando medialmente o quadril e aduzindo a coxa; e o sartório, um músculo longo que dá assistência na flexão da coxa e na extensão do joelho.

Três grupos musculares formam a perna. Na região posterior da perna (Fig. 7.3a), o gastrocnêmio e o sóleo formam o músculo da panturrilha. Eles são responsáveis pela flexão plantar do pé, necessária para um bom impulso na corrida. Os músculos anteriores da perna (Fig. 7.3b) são os tibiais anteriores, o extensor longo dos dedos e o extensor longo do hálux. Esses músculos realizam a dorsiflexão do pé, o que significa que, ao se contraírem, trazem os dedos do pé em direção à tíbia. Os músculos laterais da perna estão ao longo da fíbula, o menor dos dois ossos da perna. Eles incluem o fibular longo e o fibular curto, e seu principal objetivo é fazer resistência ao movimento de inversão (i.e., sola virada para dentro). Em outras palavras, eles ajudam a dar suporte ao tornozelo, prevenindo torções mais comuns. Além disso, dão assistência à flexão

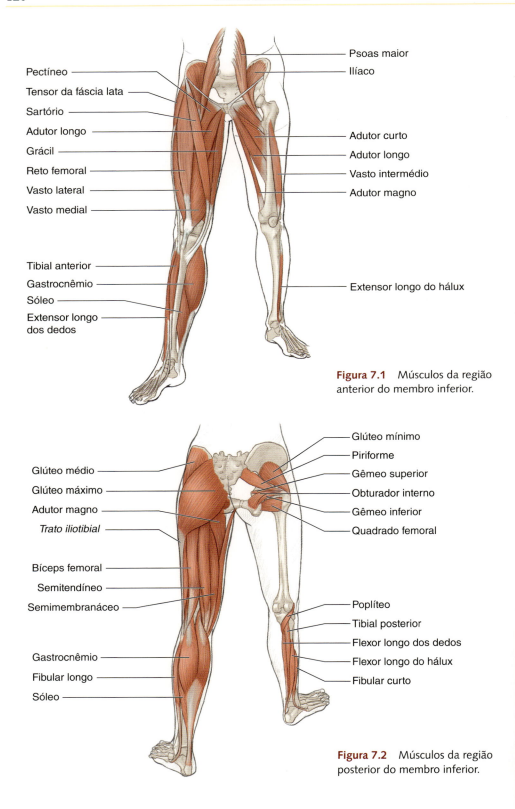

Figura 7.1 Músculos da região anterior do membro inferior.

Figura 7.2 Músculos da região posterior do membro inferior.

MEMBROS INFERIORES

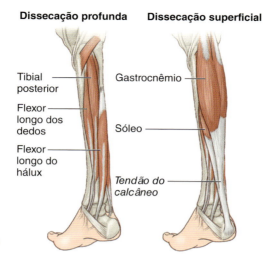

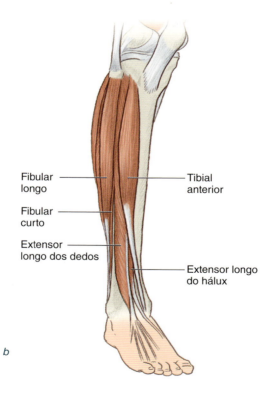

Figura 7.3 Perna e pé: (a) região posterior e (b) região anterior.

plantar e à eversão (i.e., sola virada para fora). Outro músculo muito importante para o jogador de tênis é o poplíteo (ver Fig. 7.2). Quando a perna está estendida, ele destrava a articulação do joelho rodando-a levemente, permitindo sua flexão. É um dos músculos profundos da panturrilha e fica atrás do joelho. Cada um desses músculos tem um importante papel na corrida, na parada e na mudança de direção.

Golpes de tênis e movimento dos membros inferiores

Os membros inferiores devem proporcionar uma base de suporte forte e estável para a boa prática de tênis. Golpes de fundo de quadra e voleios começam com um *split step*, durante o qual os músculos dos membros inferiores absorvem o impacto de tocar no solo, tipicamente seguido por um movimento explosivo em alguma direção. Quando um jogador é impulsionado para um golpe aberto, ele deve recuperar-se em direção ao centro da quadra. Se suas pernas estão bem treinadas e fortes, ele pode se recuperar de forma mais rápida e, com frequência, sem fadiga. Naturalmente, força explosiva nas pernas é útil, mas para ser capaz de completar essas ações, a resistência muscular é também de vital importância.

Os membros inferiores também têm papel importante em permitir que os jogadores se flexionem repetidamente para realizar golpes em uma posição baixa. Voleios baixos, que são frequentes em duplas, são um bom exemplo da necessidade de pernas fortes nessas posições.

O saque é o único golpe que tem início a partir de uma posição estática. Os membros inferiores proporcionam impulso vertical ao se flexionar e se estender vigorosamente. Essa ação é repetida frequentemente em uma única partida, uma vez que os jogadores praticam o saque em *games* alternados. Os exercícios descritos neste capítulo têm como objetivo proporcionar força de base por meio do treino de membros inferiores para o tênis.

Exercícios para os membros inferiores

Salto sobre caixa e salto em profundidade são ótimos exercícios pliométricos que têm como enfoque o desenvolvimento de potência, mas são atividades avançadas. Deve-se incorporá-los ao programa de treinamento somente depois de estabelecer uma base de força apropriada para os músculos do membro inferior. O tênis requer muita corrida em várias direções durante o jogo. Assim, é preciso ser precavido ao introduzir mais sobrecarga com exercícios que requerem a aterrissagem em superfícies duras. Inclua pelo menos um dia inteiro de recuperação entre as sessões de treino de membros inferiores. O número de séries e repetições, assim como a resistência usada, pode variar significativamente com base em muitos fatores, como o nível de aptidão física e força, a agenda de jogos, o ponto da temporada e os objetivos de desempenho (p. ex., potência, força, resistência). Consulte um profissional especializado em força e condicionamento que conheça tênis, e descubra qual programa deve ser adequado. Ele deve também ser capaz de avaliar sua postura e a técnica para cada exercício. Acaba sendo particularmente fácil treinar excessivamente os membros inferiores, uma vez que os músculos dessa parte do corpo já estão muito ativos durante o jogo.

AGACHAMENTO

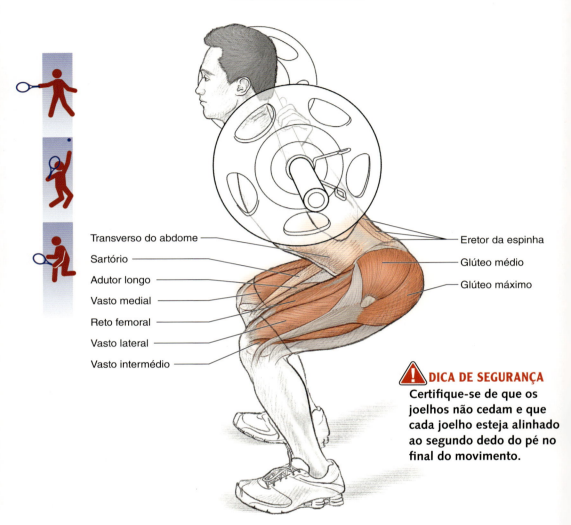

Transverso do abdome
Sartório
Adutor longo
Vasto medial
Reto femoral
Vasto lateral
Vasto intermédio

Eretor da espinha
Glúteo médio
Glúteo máximo

⚠️ **DICA DE SEGURANÇA**
Certifique-se de que os joelhos não cedam e que cada joelho esteja alinhado ao segundo dedo do pé no final do movimento.

Execução

1. Coloque uma barra atrás da cabeça e ao longo dos ombros, sobre o músculo trapézio. Segure a barra com as mãos mantendo uma distância confortável entre elas, palmas viradas para a frente. Contraia as escápulas. Mantenha os pés distantes, aproximadamente na largura dos ombros, com os dedos dos pés voltados para a frente ou levemente virados para fora.
2. A partir da posição inicial, lentamente flexione os joelhos e traga seu peso sobre os calcanhares. Mantenha as costas em posição neutra. Abaixe o corpo até suas coxas estarem paralelas ao solo.
3. Estenda os joelhos para retornar à posição inicial.

Músculos envolvidos

Primários: Glúteo máximo, glúteo médio, vasto lateral, reto femoral, vasto medial, vasto intermédio

Secundários: Sartório, grácil, adutor longo, adutor curto, adutor magno, eretor da espinha, multífido, transverso do abdome

Enfoque no tênis

Os músculos envolvidos no agachamento são essenciais em cada um dos golpes. Esses são os maiores e mais fortes músculos que ajudam com as fases de *push-off* e aterrissagem nas corridas, mudanças de direção e equilíbrio e estabilidade nas posições de prontidão. Cada golpe de tênis requer uma posição de prontidão similar ao agachamento. Uma vez que o saque é normalmente o golpe mais carregado de força, ele requer uma base de suporte resistente e estável. Os músculos treinados pelo agachamento, tanto os da região glútea quanto os da perna, proporcionam uma base estável e permitem ao jogador transferir as forças de reação do solo até os músculos do tronco e dos ombros.

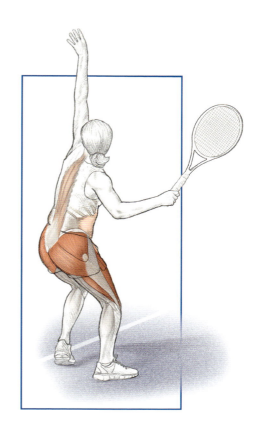

VARIAÇÃO
AGACHAMENTO FRONTAL

Uma variação do agachamento comum é o agachamento frontal. Para essa variação, a barra é posicionada ao longo da parte clavicular do deltoide, com seus braços cruzados e as palmas abertas na parte superior da barra. O agachamento frontal tem como enfoque primeiramente o quadríceps femoral. A chave é manter as costas neutras para ajudar a permanecer equilibrado. Em geral, utiliza-se um peso um pouco mais leve para o agachamento frontal.

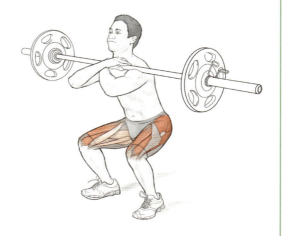

LEVANTAMENTO TERRA ROMENO

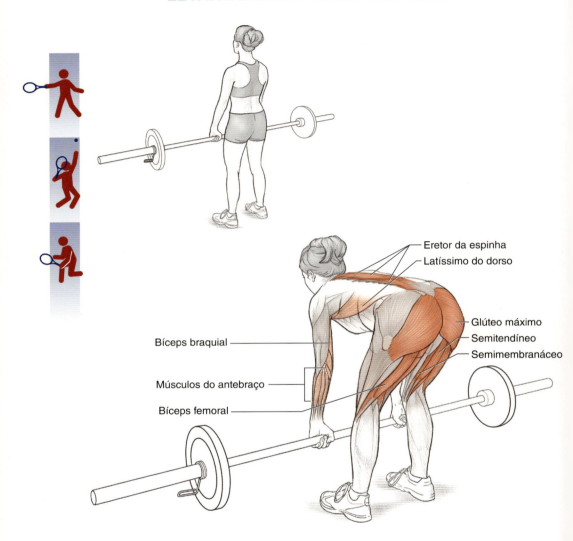

Execução

1. Em pé, com os pés posicionados na largura dos ombros e os joelhos levemente flexionados (posição de expectativa). Segure uma barra em frente ao corpo, braços para baixo, em frente a suas coxas. As mãos ficam alinhadas com os pés e os ombros, com as palmas viradas para o corpo.
2. Abaixe lentamente o peso até o meio das tíbias, flexionando os quadris. Seus glúteos devem elevar-se para trás mantendo a pelve ligeiramente inclinada para a frente.
3. Suspenda o peso de volta à posição inicial, estendendo os quadris até estar ereto, com os ombros para trás.

Músculos envolvidos

Primários: Bíceps femoral, semitendíneo, semimembranáceo, glúteo máximo, eretor da espinha

Secundários: Bíceps braquial, latíssimo do dorso, músculos do antebraço

Enfoque no tênis

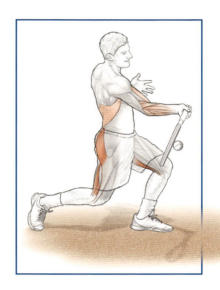

Ainda que o exercício com a barra beneficie todos os golpes de tênis, ele é particularmente útil para melhorar o *forehand* e o *backhand* de fundo de quadra. O levantamento terra romeno não só ajuda a fortalecer os músculos inferiores das costas e os posteriores da coxa, mas também melhora sua flexibilidade. Esse exercício é particularmente útil na preparação para *forehands* e *backhands* baixos assim como para golpes de fundo de quadra que requerem um alcance significativo. O levantamento terra romeno tem o duplo benefício de melhorar o desempenho e prevenir lesões nos músculos e articulações que circundam os quadris e os joelhos. Esse exercício desenvolve força excêntrica nos músculos extensores do quadril, que são de vital importância durante os movimentos de aterrissagem e de mudança de direção em quadra.

POSTERIORES NA PONTE

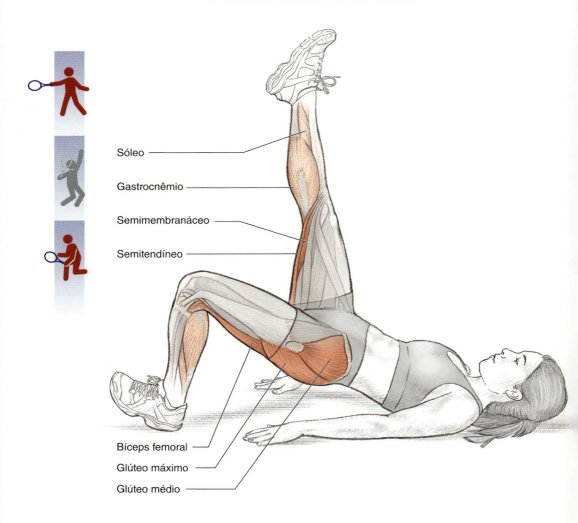

Execução

1. Deite-se de costas, com o joelho esquerdo flexionado em aproximadamente 45° e seu calcanhar esquerdo pressionando o chão para que os dedos do pé esquerdo apontem para o teto. Sua perna direita deve ficar estendida para cima, com o hálux apontando para o teto.
2. Empurre com o calcanhar esquerdo, a fim de erguer os quadris e a parte inferior das costas. Mantenha essa posição elevada por dois segundos e então abaixe até a posição inicial.
3. Depois de executar uma série com a perna esquerda, troque de perna e repita o movimento com a perna direita.

Músculos envolvidos

Primários: Bíceps femoral, poplíteo, semitendíneo, semimembranáceo, glúteo máximo, glúteo médio
Secundários: Gastrocnêmio, sóleo

Enfoque no tênis

Desenvolver força e estabilidade nos posteriores da coxa e nos extensores do quadril é muito importante em todos os movimentos que requerem desaceleração da parte inferior do corpo. Parar e mudar de direção são ações frequentes durante uma partida de tênis. Quanto mais fortes forem seus posteriores da coxa e extensores do quadril, mais fácil se torna controlar as impulsões. Isso permite paradas e mudanças de direção mais rápidas. A força excêntrica dos glúteos e dos posteriores da coxa é necessária quando se aterrissa em *open-stance* nos golpes de fundo de quadra e especialmente quando se alcança voleios baixos que requerem grande estabilidade no contato. Voleios de *backhand* em *closed-stance* são um grande exemplo de quando os posteriores da coxa e os glúteos são ativados de forma excêntrica para executar os golpes com sucesso.

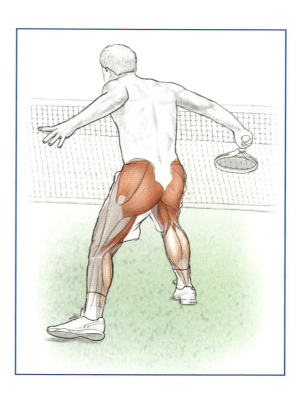

VARIAÇÃO

POSTERIORES NA PONTE COM *FITBALL*

Este exercício pode ser adaptado por meio de uma série de progressões para tornar o movimento mais desafiador. Quando for capaz de executá-lo no solo sem dificuldade, progrida de maneira apropriada, colocando seu calcanhar em superfícies mais desafiadoras e menos estáveis. Por exemplo, para a variação com *fitball*, o pé fica em uma bola de exercício e o joelho é flexionado em aproximadamente 90°. Passe do solo para um banco e depois para um Bosu®, para uma bola de exercícios, para uma *medicine ball*, para uma bola de tênis e, finalmente, para uma bola de golfe. As últimas variações na progressão são muito desafiadoras.

AFUNDO EM PROGRESSÃO

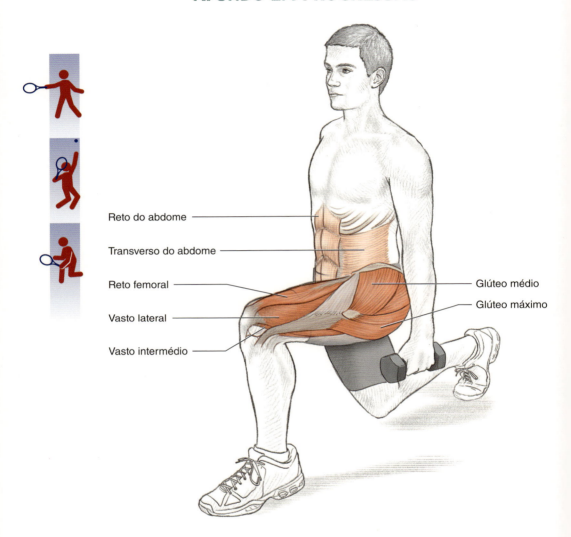

Execução

1. Fique em pé com os pés afastados na largura dos ombros. Segure um halter em cada mão. Os braços devem ficar estendidos nas laterais, palmas viradas para dentro. Mantenha os ombros para trás e para baixo, a cabeça erguida e o *core* estável.
2. Com a postura reta, dê um passo à frente com um dos pés, absorvendo o peso do corpo e flexionando o joelho da frente em 90° em uma postura de afundo. A coxa deve ficar paralela ao solo. Certifique-se de que o joelho não flexione mais do que 90°. Os quadris e os ombros devem permanecer alinhados e a perna de trás tão reta quanto possível, sem que o joelho toque o solo.
3. Imediatamente empurre o pé da frente e retorne para a posição inicial. Repita, dando um passo à frente com o outro pé. Alterne direita e esquerda.

Músculos envolvidos

Primários: Glúteo máximo, glúteo médio, reto femoral, vasto intermédio, vasto lateral
Secundários: Reto do abdome, transverso do abdome

Enfoque no tênis

Afundos são particularmente orientados para os voleios. Ainda que o foco no voleio seja frequentemente as mãos, as pernas colocam o jogador na posição apropriada para que a parte superior do corpo possa estar equilibrada para o golpe. O padrão de movimento de um afundo imita a posição que o corpo fica tanto no voleio de *forehand* como no de *backhand*. A técnica apropriada ao executar um afundo também ajudará com o aspecto técnico do voleio. Tanto o afundo quanto o voleio requerem bom equilíbrio, controle sobre o centro de gravidade e postura apropriada.

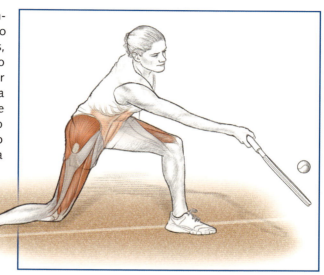

VARIAÇÃO

AFUNDO EM PROGRESSÃO COM MEDICINE BALL

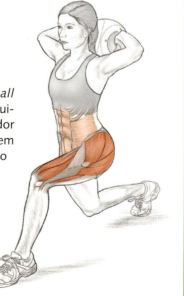

Execute o afundo enquanto segura uma *medicine ball* atrás da cabeça e do pescoço. Isso muda levemente o equilíbrio ao elevar seu centro de massa. No tênis, um jogador tem que ter controle de seu centro de massa e equilíbrio em uma variedade de posições. Essas variações do afundo não somente auxiliam o tenista no equilíbrio apropriado com o o centro de gravidade mais alto, como também requerem que o jogador fortaleça o *core* para ser capaz de manter a posição. Ambos os benefícios ajudam o jogador a executar cada golpe de uma maneira mais controlada. Mantenha a cabeça e o tórax elevados.

AFUNDO LATERAL

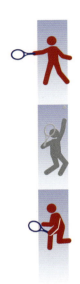

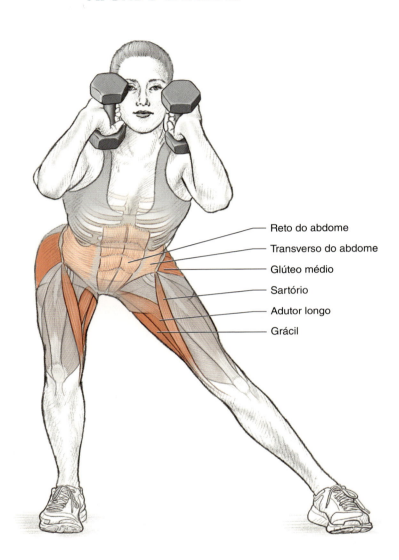

Reto do abdome
Transverso do abdome
Glúteo médio
Sartório
Adutor longo
Grácil

Execução

1. Fique em pé com os pés afastados na largura dos ombros e um halter em cada mão. Apoie os halteres sobre os ombros, com os cotovelos apontados para a frente.
2. Mantenha uma postura reta, dê um passo para o lado com um dos pés, absorvendo o peso do corpo e flexionando o joelho até que a coxa esteja quase paralela ao chão. A perna de trás ficará flexionada, com os dedos dos pés apontando para a frente.
3. Empurre o solo e retorne à posição inicial. Troque de perna e repita o movimento com o outro lado, alternando direita e esquerda.

Músculos envolvidos

Primários: Adutor longo, adutor curto, glúteo médio, grácil, sartório
Secundários: Reto do abdome, transverso do abdome, eretor da espinha

Enfoque no tênis

Em essência, o afundo lateral é uma variação do afundo tradicional. Todavia, o foco no afundo lateral é reproduzir o padrão de movimento de um voleio com base de apoio aberta. Em um voleio com base de apoio aberta, a maior parte do peso corporal é transferida à perna mais próxima da bola. O afundo lateral produz um movimento similar. Para evitar estresse adicional nas articulações, execute o afundo com os pés apontados para a frente. Tanto os abdutores (excentricamente) como os adutores (concentricamente) serão ativados durante o movimento. Esses grupos musculares são cruciais na fase de recuperação entre golpes.

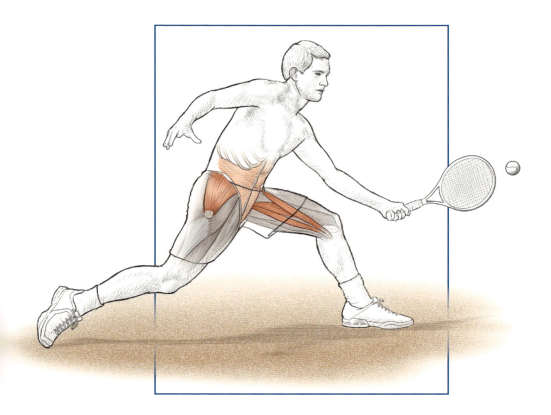

AFUNDO DE 45°

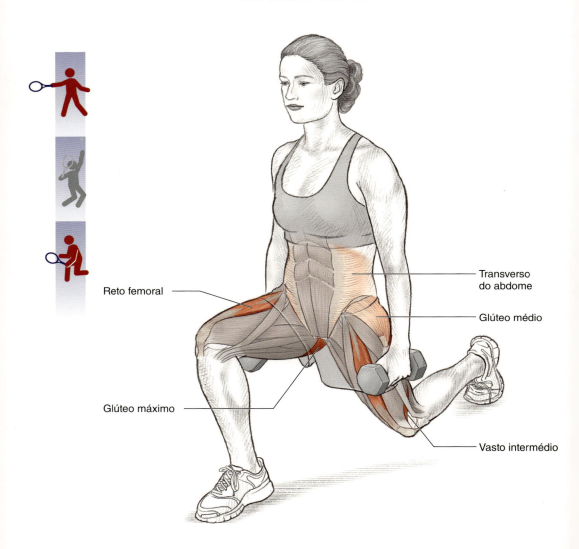

Execução

1. Fique em pé, com os pés afastados na largura dos ombros e um halter em cada mão. Os braços devem ficar nas laterais, com as palmas das mãos voltadas para dentro.
2. Mantenha uma postura reta, dê um passo em um ângulo de 45° com um dos pés, absorvendo o peso do corpo e flexionando o joelho até que a coxa fique quase paralela ao solo. A perna de trás será flexionada.
3. Empurre o solo e retorne à posição inicial. Troque de perna, dando o passo de 45° com o outro pé, alternando direita e esquerda.

Músculos envolvidos

Primários: Reto femoral, glúteo máximo, vasto intermédio
Secundários: Glúteo médio, transverso do abdome

Enfoque no tênis

O ângulo de 45° deste afundo é o que mais se assemelha de fato à técnica de um voleio no tênis. A vantagem de executar o afundo em um ângulo de 45° é que ele ensina o jogador a se aproximar da rede em ângulo quando for realizar um voleio, o que permite que o jogador transfira o peso corporal para a frente ao fazer o contato. Como no voleio, esse afundo deve ser executado com a técnica apropriada. Concentre-se em flexionar o joelho, não as costas. O quadril, os joelhos e os tornozelos devem permanecer alinhados para o equilíbrio ideal.

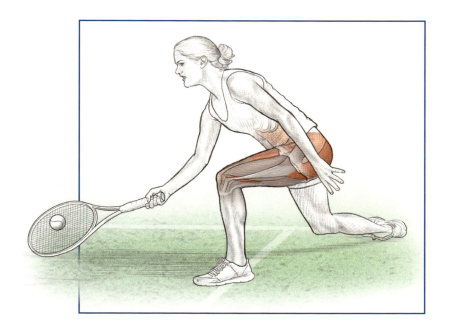

AFUNDO CRUZADO

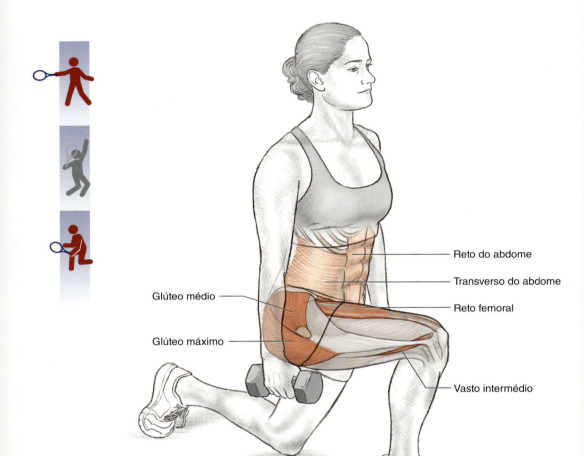

Execução

1. Fique em pé, com os pés afastados na largura dos ombros e um halter em cada mão. Os braços devem ficar nas laterais, com as palmas das mãos voltadas para dentro.
2. Mantendo uma postura reta, cruze um pé sobre o outro em um ângulo de 45° e faça o afundo, absorvendo o peso do corpo e flexionando o joelho até que sua coxa esteja quase paralela ao chão. A perna de trás será flexionada.
3. Empurre e retorne à posição inicial. Troque de perna, dando o passo sobre o outro pé. Alterne direita e esquerda.

Músculos envolvidos

Primários: reto femoral, glúteo máximo, glúteo médio, glúteo mínimo, vasto intermédio

Secundários: reto do abdome, transverso do abdome

Enfoque no tênis

Ainda que o jogo moderno seja caracterizado por frequentes golpes realizados com os pés posicionados em *open-stance*, algumas vezes uma postura de *closed-stance* é necessária. Assim, o corpo tem que estar preparado de forma apropriada para este golpe em particular. O afundo cruzado é similar ao *closed-stance* dos golpes de fundo de quadra. Especificamente, ele se assemelha ao movimento usado em um *backhand* de uma mão. Na execução desse afundo em particular, aponte os dedos dos pés para o lado quando der o passo à frente, para que quadris, joelhos e tornozelos permaneçam alinhados de maneira apropriada.

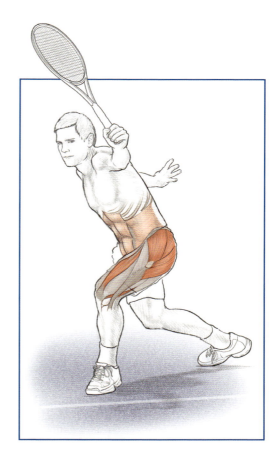

SALTO NA CAIXA

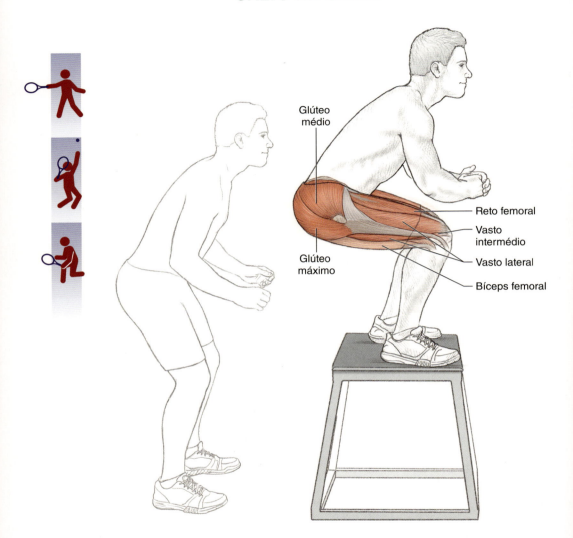

Execução

1. Você irá precisar de uma caixa de 30 a 107 cm de altura, dependendo da sua capacidade. Fique de frente para a caixa, a aproximadamente 30 a 60 cm de distância, com os pés afastados na largura dos ombros.
2. Salte sobre a caixa. Procure aterrissar o mais suavemente possível, flexionando seus quadris. Isso desenvolve um bom mecanismo de absorção de impacto e reduz o choque nas articulações dos joelhos.
3. Salte da caixa, de volta à posição inicial. Foque em absorver o impacto e aterrissar o mais suavemente possível. Mantenha seu tórax reto e em uma postura sólida para absorver as forças produzidas durante a aterrissagem.

Músculos envolvidos

Primários: Glúteo máximo, glúteo médio, reto femoral, vasto lateral, vasto medial, vasto intermédio
Secundários: Bíceps femoral, semitendíneo, semimembranáceo

Enfoque no tênis

Este é um excelente exercício pliométrico, cujo objetivo é preparar as pernas para movimentos explosivos muito frequentes durante uma partida, tal como a mudança de direção. Além disso, treinar as pernas para ter força explosiva ajuda a desenvolver um melhor saque. As pernas têm um importante papel na transferência de forças de reação do solo para o resto do corpo. Pernas fortes também permitem flexão e extensão apropriadas dos joelhos na fase de flexão máxima dos joelhos, no saque.

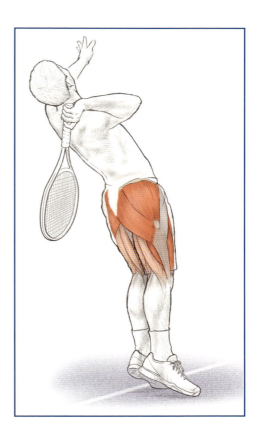

VARIAÇÃO
SALTO NA CAIXA COM UMA PERNA SÓ

Uma versão mais avançada do salto na caixa é o salto na caixa com uma perna só. Esse salto requer uma quantidade considerável de força e coordenação e é um exercício bastante avançado. Pode-se executá-lo com qualquer uma das pernas. Use uma caixa que seja mais baixa que a usada para o salto na caixa regular – entre 10 e 40 cm de altura.

SALTO EM PROFUNDIDADE

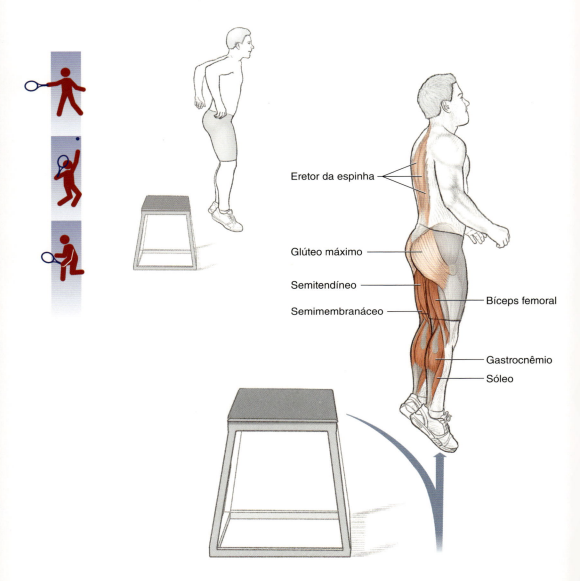

Execução
1. É necessário uma caixa de 30 a 60 cm de altura, dependendo de sua capacidade. Fique em pé sobre a caixa.
2. Desça da caixa, aterrissando no solo sobre os dois pés. Imediatamente depois de aterrissar, salte sem se deslocar. Tente tocar o solo pelo menor tempo possível.
3. Ao saltar para cima, você pode simplesmente saltar, ou pode saltar sobre o topo de uma outra caixa para repetir a sequência.

Músculos envolvidos

Primários: Reto do abdome, bíceps femoral, semitendíneo, semimembranáceo, gastrocnêmio, sóleo

Secundários: Eretor da espinha, glúteo máximo

Enfoque no tênis

O salto em profundidade é outro exercício pliométrico que melhora tanto a força como a velocidade dos músculos do membro inferior, sendo um método de treino altamente recomendado para o tênis. Habilidades de movimento em todas as direções e a força necessária para um saque potente podem ser treinadas dessa maneira. O salto em profundidade ajuda os jogadores a encurtar o tempo em solo durante os movimentos na quadra de tênis, permitindo que eles se movam e mudem de direção mais rapidamente. Outro grande benefício desse exercício é que os músculos dos membros inferiores usados durante o saque são treinados de maneira muito específica.

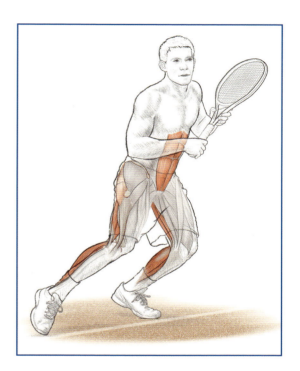

VARIAÇÃO

SALTO EM PROFUNDIDADE SEGUIDO DE SALTO COM BARREIRA

Depois de aterrissar de um salto em profundidade, continue saltando por cima de uma série de pequenas barreiras, arrumadas em linha reta a partir da caixa. Procure manter seus quadris e ombros retos, e continue a tocar o solo pelo menor tempo possível.

LEVANTAMENTO DE PANTURRILHA

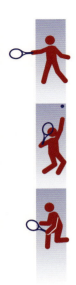

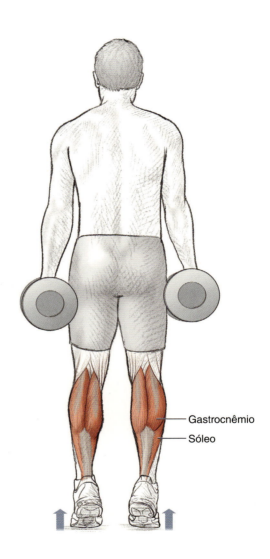

Gastrocnêmio
Sóleo

Execução

1. Fique em pé, com os pés afastados na largura dos ombros, e segure um halter em cada uma das mãos. Os braços devem ficar nas laterais, com as palmas das mãos voltadas para dentro.
2. Eleve-se sobre seus dedos dos pés o mais alto possível, procurando manter um bom equilíbrio. A única ação articular deve ser no tornozelo.
3. Mantenha por um ou dois segundos e então retorne lentamente até a posição inicial.

Músculos envolvidos

Primários: Gastrocnêmio, sóleo

Enfoque no tênis

O trabalho dos músculos da panturrilha é a flexão plantar dos pés. Esse movimento muito importante permite a forte ação de impulso necessária para correr e saltar. Especificamente, o gastrocnêmio, um grande músculo com a maior parte das fibras verticais, proporciona essa ação. Os músculos da panturrilha permitem que os calcanhares sejam elevados, transferindo todo o peso do corpo para as pontas dos pés. Assim, eles têm um papel de destaque em cada golpe do tênis. Um grande exemplo da importância dos músculos da panturrilha pode ser visto no saque. Na fase de flexão máxima dos joelhos, quando as forças de reação do solo estão sendo transferidas para o resto do corpo, o gastrocnêmio e o sóleo entram em ação. Por causa dessa ação potente, muitos jogadores realmente saem do chão no momento do saque.

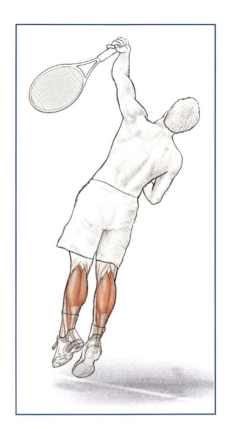

VARIAÇÃO
LEVANTAMENTO DE PANTURRILHA AVANÇADO

Para tornar o exercício mais difícil, aumente a amplitude do movimento. Fique em pé na beirada de um bloco para que os calcanhares desçam abaixo da parte da frente dos pés. Eleve-se sobre os dedos.

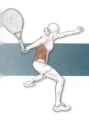

CAPÍTULO 8
FORTALECIMENTO ROTACIONAL

O jogo de tênis moderno tem mudado de forma significativa nos últimos 30 anos. Novas técnicas de treinamento e, em particular, a nova tecnologia das raquetes vêm modificando o modo como a bola é golpeada. Especificamente, o *forehand* e o *backhand* de fundo de quadra se beneficiaram dessas mudanças. As novas raquetes são feitas de diferentes materiais – tipicamente materiais compostos, em vez de madeira ou metal – e têm cabeças maiores. Isso as torna mais rígidas, fortes, leves e um pouco mais "favoráveis" em golpes falhos. Essa tecnologia permite que os jogadores tenham padrões de movimento mais rotacionais por natureza. Em sincronia com o desenvolvimento desse equipamento, as técnicas de treinamento tanto dentro como fora de quadra têm mudado, colocando uma maior ênfase no fortalecimento dos grupos musculares responsáveis pelo componente rotacional de cada golpe.

Anatomia da rotação

Uma base sólida é necessária para movimentos rotacionais efetivos no tênis. Assim, o fortalecimento dos membros inferiores, especialmente por meio de exercícios multiarticulares, é essencial. O glúteo máximo e o quadríceps femoral absorvem o impacto da aterrissagem ou mudança de direção. Eles também ajudam a criar ação explosiva quando o jogador se afasta para correr e propiciam uma base sólida quando ele realiza um golpe de fundo de quadra a partir de um *open-stance*. De maneira similar, os músculos gastrocnêmio e sóleo, na perna, devem estar fortes durante esses golpes.

O fortalecimento do *core* deve receber uma grande ênfase também. Os oblíquos internos e externos do abdome são essenciais para os movimentos rotacionais nos golpes de tênis, mas o transverso do abdome, multífido, eretor da espinha, ilíaco e psoas maior também propiciam força e equilíbrio muscular durante a rotação.

Também é necessário enfatizar a musculatura da parte superior do corpo, uma vez que os golpes de tênis vêm se tornando mais potentes. Músculos como latíssimo do dorso, serrátil anterior, trapézio, romboide e levantador da escápula têm papel importante na proteção da articulação dos ombros e na região escapular durante cada golpe. Eles trabalham em conjunto para ajudar no *swing* e também para propiciar estabilidade.

Golpes de tênis e rotação

O tênis requer movimentos multiarticulares. Forças são transferidas a partir da parte inferior do corpo para a parte superior por meio de uma sequência de ações musculares. No jogo moderno, o componente rotacional do movimento tem se tornado mais importante, sobretudo para golpes de fundo de quadra em *open-stance* e *semi-open-stance*. *Forehands* e *backhands* com duas mãos são comumente realizados com uma quantidade muito grande de rotação. Assim, os membros inferiores precisam propiciar uma plataforma sólida para a força contrária. Exercícios para fortalecer os membros inferiores são vitais para preparar o corpo para os potentes golpes.

O tronco e o *core* propiciam uma grande quantidade de força rotacional; assim, exercícios muito específicos são necessários para preparar o corpo. Quanto mais os exercícios forem específicos para o tênis, melhor. Você vai querer exercitar os mesmos músculos usados durante os golpes, usando os mesmos padrões de movimento ou padrões similares aos usados durante cada golpe. Ainda que se deva tentar imitar os padrões de movimento dos golpes, músculos que funcionam de forma excêntrica na finalização dos golpes são tipicamente treinados de maneira concêntrica também, em especial na fase inicial do programa de treinamento, quando o foco deve estar no estabelecimento de um bom nível inicial de força. Ao tornar-se mais forte, deve-se adicionar o componente excêntrico do treinamento. Isso irá manter um equilíbrio de força apropriado entre os padrões de movimento anteriores e posteriores, tais como no *backswing* (fase de preparação) e no *follow-through*. Se o desequilíbrio de um músculo se tornar muito grande, isso poderá resultar em um grande risco de lesão. Um treino equilibrado ajuda a proteger as articulações. Esse conceito se aplica aos músculos da parte superior do corpo também, uma vez que rotações vigorosas requerem força significativa no manguito rotador e na região escapular. Embora seja mais enfatizada nos golpes de fundo de quadra, a rotação tem um papel importante em todos os golpes. Os exercícios deste capítulo são essenciais tanto para a melhora de desempenho como para a prevenção de lesões.

Exercícios para a força rotacional

Os exercícios a seguir são altamente específicos para o tênis e suas necessidades de força rotacional. Trata-se de exercícios multiarticulares e multiplanares, que envolvem o corpo todo. Muitos deles imitam os padrões reais dos golpes. Além do desenvolvimento da força, eles melhoram a flexibilidade, porque a maioria requer uma amplitude total de movimento. Foque-se na técnica correta em cada um dos padrões de movimento. Cada exercício pode ser executado com mais ou menos carga, dependendo de sua força, e com mais ou menos velocidade, dependendo do objetivo de treino. Trabalhe com um treinador qualificado em força e condicionamento e que tenha um bom conhecimento sobre tênis quando executar estes exercícios, para ter certeza de que os executa corretamente. Comece com duas ou três séries de 10 a 12 repetições. A quantidade de carga usada e o número de repetições e séries executado irão mudar conforme seus objetivos, pontos fortes e fracos, necessidades para descanso e recuperação e agenda de jogos, em uma estrutura de programa de treinamento periodizado.

ROTAÇÃO DO TRONCO NA POLIA ALTA

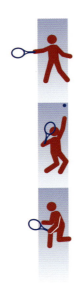
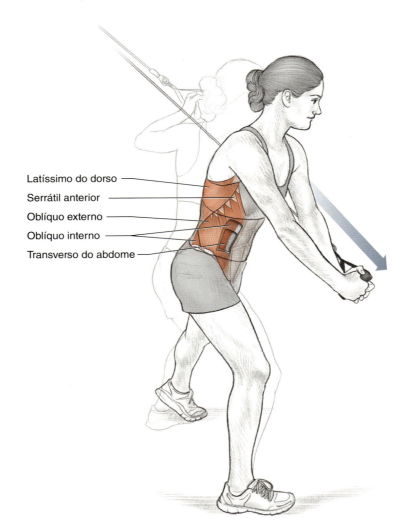

Latíssimo do dorso
Serrátil anterior
Oblíquo externo
Oblíquo interno
Transverso do abdome

Execução

1. Ajuste um aparelho de polia em uma posição inicial alta (altura dos ombros ou levemente mais alto). Fique em pé com seu lado esquerdo perto do aparelho. Contraia o *core* e tracione os ombros para trás.
2. Segure o cabo da polia com as duas mãos e puxe diagonalmente cruzando seu corpo com os braços estendidos de cima a baixo, do ombro esquerdo para o quadril direito. Isole a ação da parte superior do corpo. Esse movimento fortalece os músculos relacionados com o saque e o *forehand* para um jogador canhoto.
3. Execute as repetições apropriadas e, então, repita o mesmo procedimento do outro lado movendo do ombro direito para o quadril esquerdo. Esse movimento fortalece os músculos relacionados com o *backhand* para jogadores canhotos.

Músculos envolvidos

Primários: Latíssimo do dorso (movimento de *backhand*), oblíquo interno, oblíquo externo, transverso do abdome
Secundários: Serrátil anterior, eretor da espinha

Enfoque no tênis

Uma vez que o jogo moderno é dominado por saques e *forehands*, treinar os grupos musculares que conduzem para o sucesso nesses golpes é vital. A rotação do tronco na polia alta e a rotação do tronco na polia baixa (próxima página), em particular, ajudam a treinar os músculos que dão assistência no movimento para a frente tanto do saque como do *forehand*, quando executados do lado dominante do corpo. Os músculos primários trabalham de forma concêntrica (encurtamento) para propiciar a força na fase de aceleração (*forward swing*), enquanto os músculos secundários agem de forma excêntrica (alongamento) para ajudar a manter o equilíbrio, proporcionar estabilidade e dar suporte ao corpo. Quando executado do lado não dominante do corpo, esse exercício imita e beneficia o *backhand*. A natureza desse exercício multiarticular é similar à execução de *forehands* e *backhands* altos.

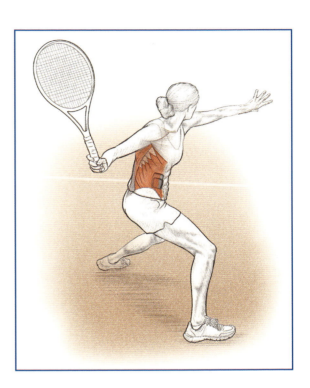

VARIAÇÃO

ROTAÇÃO DO TRONCO NA POLIA ALTA COM ROTAÇÃO DE QUADRIL

Nesta variação, a parte superior do corpo segue o mesmo padrão de movimento do primeiro exercício, mas, além disso, os quadris giram ao mesmo tempo que a parte superior do corpo. Esse movimento imita melhor o real movimento nos golpes de tênis e permite maior amplitude de movimento.

Para uma versão mais avançada da rotação do tronco na polia alta, use uma carga mais leve e somente uma mão.

ROTAÇÃO DO TRONCO NA POLIA BAIXA

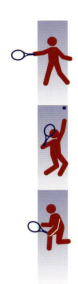
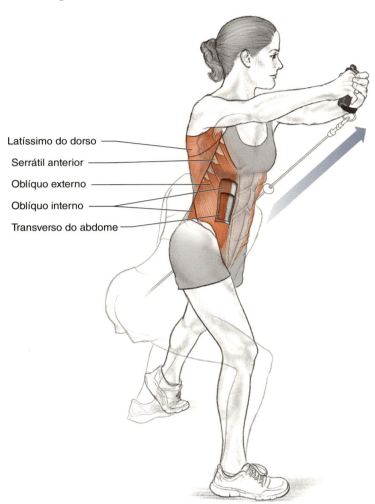

Latíssimo do dorso
Serrátil anterior
Oblíquo externo
Oblíquo interno
Transverso do abdome

Execução

1. Ajuste um aparelho de polia em uma posição inicial baixa (altura dos quadris ou ligeiramente abaixo). Fique em pé com seu lado esquerdo próximo ao aparelho. Contraia o *core* e tracione os ombros para trás e para baixo.
2. Segure o cabo da polia com as duas mãos e puxe diagonalmente, cruzando seu corpo com os braços estendidos de baixo para cima, do quadril esquerdo até o ombro direito. Isole a ação da parte superior do corpo. Esse movimento fortalece os músculos relacionados ao *backhand* para um jogador destro.
3. Execute o número apropriado de repetições e, então, repita o mesmo procedimento do outro lado, movendo do quadril direito até o ombro esquerdo. Esse movimento fortalece os músculos relacionados ao saque e ao *forehand* de um jogador destro.

FORTALECIMENTO ROTACIONAL

Músculos envolvidos

Primários: Latíssimo do dorso (movimento de *backhand*), oblíquo interno, oblíquo externo, transverso do abdome
Secundários: Serrátil anterior, eretor da espinha

Enfoque no tênis

A rotação do tronco na polia baixa e a rotação do tronco na polia alta (p. 148), quando executadas do lado não dominante do corpo, envolvem os mesmos grupos musculares que um jogador destro utiliza em um golpe de *backhand*. Especificamente, no padrão de movimento de baixo para cima, o exercício segue um caminho similar a um *backhand* com *topspin*. Um benefício adicional desse exercício é que alguns dos músculos primários que agem de forma concêntrica durante o *backhand* também agem de forma excêntrica durante o saque e o *forehand*. A natureza concêntrica desse exercício ajuda a fortalecer esses músculos, protegendo-os de lesões e melhorando o desempenho. Quando executado do lado dominante do corpo, a rotação do tronco na polia baixa beneficia os músculos que um jogador destro utiliza no *forehand*.

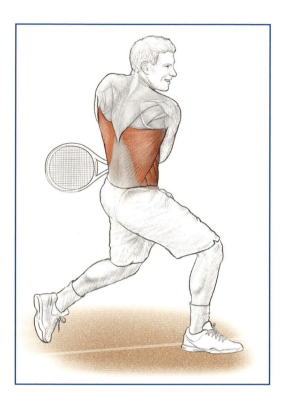

VARIAÇÃO

ROTAÇÃO DO TRONCO NA POLIA BAIXA COM ROTAÇÃO DO QUADRIL

A parte superior do corpo segue o mesmo padrão de movimento da rotação do tronco na polia baixa, mas, além disso, os quadris giram ao mesmo tempo que a parte superior do corpo. Esse movimento imita melhor os músculos envolvidos nos golpes de tênis e permite maior amplitude de movimento.

ARRANQUE UNILATERAL ROTACIONAL COM HALTER

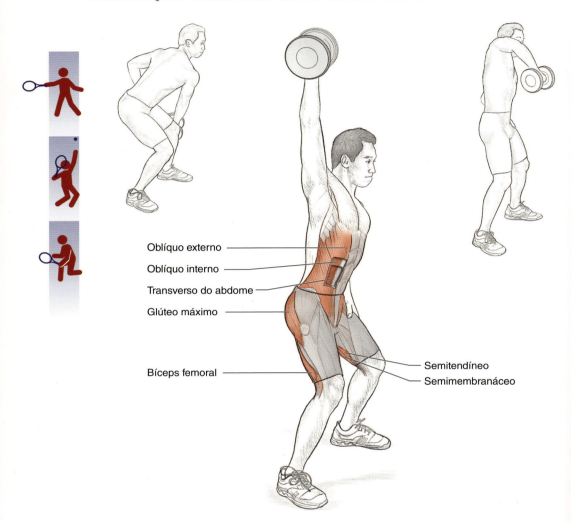

Execução

1. Se for um jogador destro, fique em pé com um halter em sua mão direita. (Um jogador canhoto segura o halter na mão esquerda.) Mantenha sua mão direita cruzada diagonalmente ao corpo, um pouco para fora do joelho esquerdo. Mantenha o *core* contraído e estável e flexione levemente os joelhos, com os pés afastados na largura dos ombros.
2. Rapidamente, mova o halter na diagonal a partir do joelho esquerdo ou quadril até uma posição acima da cabeça, à direita, terminando com o braço estendido ao lado da cabeça. Mantenha o cotovelo estendido.
3. Execute o número de repetições apropriado e, então, repita com o braço oposto para obter coordenação e equilíbrio muscular.

Músculos envolvidos

Primários: Glúteo máximo, bíceps femoral, semitendíneo, semimembranáceo, ilíaco, psoas maior, transverso do abdome, oblíquo interno, oblíquo externo
Secundários: Eretor da espinha, multífido

Enfoque no tênis

Este exercício em particular envolve os mesmos grupos musculares usados no *backhand*. Especificamente, no padrão de movimento de baixo para cima, o exercício segue um caminho similar ao *backhand* com *topspin*. Um benefício adicional desse exercício é que alguns dos músculos primários que agem de forma concêntrica durante o *backhand* também agem de forma excêntrica durante o saque e o *forehand*. A natureza concêntrica desse exercício ajuda a fortalecer esses músculos, protegendo-os de lesões e melhorando o desempenho. Como este é um exercício de peso livre, músculos estabilizadores adicionais são recrutados para dar equilíbrio ao corpo. Esses músculos estabilizadores também estão ativos durante o golpe de *backhand*. Quando executado de maneira correta, esse exercício de explosão focado na parte inferior do corpo e no *core* desenvolve potência que pode ser diretamente transferida para todos os golpes de tênis.

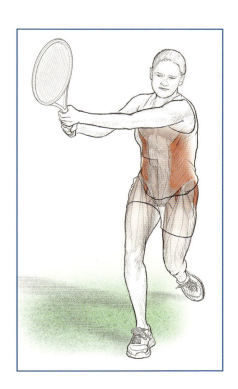

VARIAÇÃO

ARRANQUE ROTACIONAL UNILATERAL COM HALTER E ROTAÇÃO DO QUADRIL

A parte superior do corpo segue o mesmo padrão de movimento e a posição inicial é a mesma do arranque rotacional unilateral com halter, mas, além disso, os quadris giram ao mesmo tempo que o halter. Por causa da explosão desse movimento, os pés podem sair do chão. Esse movimento imita melhor o movimento real envolvido nos golpes de tênis e permite grande amplitude de movimento.

SALTO COM HALTER E ELEVAÇÃO DOS OMBROS

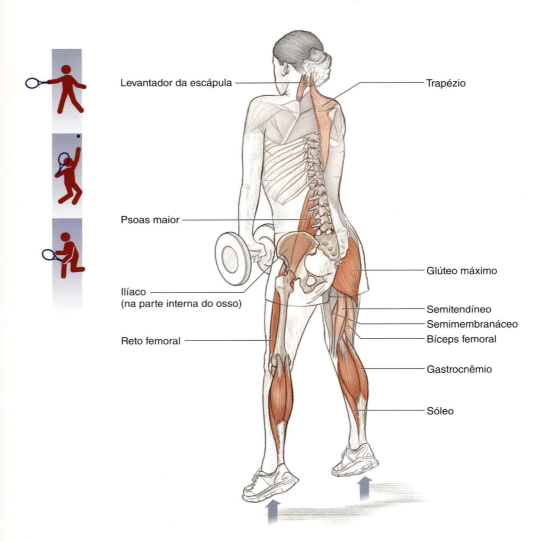

Execução

1. Fique em pé com os pés afastados na largura dos ombros. Inclinando-se levemente para a frente na altura da cintura, mantenha seus ombros para trás, *core* contraído e estável, e a cabeça relaxada com os olhos direcionados para a frente. Segure um halter relativamente leve em cada mão, em frente ao seu corpo, com os braços estendidos para baixo. Os halteres ficam um pouco acima do nível dos joelhos. Joelhos flexionados, em uma posição de expectativa.
2. Salte de forma explosiva, estendendo tornozelos, joelhos e quadris. Salte o mais alto possível enquanto simultaneamente eleva os ombros.
3. Aterrisse de forma suave com os pés afastados na largura dos ombros. Flexione levemente os joelhos para evitar carga excessiva sobre essas articulações, quadris e parte inferior das costas.

Músculos envolvidos

Primários: Glúteo máximo, reto femoral, ilíaco, psoas maior, gastrocnêmio, sóleo
Secundários: Trapézio, levantador da escápula, bíceps femoral, semitendíneo, semimembranáceo

Enfoque no tênis

Este é um ótimo exercício de fortalecimento dos músculos usados no saque e no *smash*. Ainda que o tronco se mova em flexão e extensão, esse exercício usa os mesmos músculos que fornecem a estabilização e a rotação fundamentais. A flexão e a extensão dos joelhos imitam o componente explosivo do movimento ascendente das pernas ao sacar ou executar um *smash*. Sobrecarregar o corpo usando pesos ajuda a fortalecer os membros inferiores a fim de propiciar uma ação potente e também para melhorar a resistência muscular. Como esse exercício objetiva o desenvolvimento de potência, use um peso relativamente leve, em torno de 30 a 50% de uma repetição máxima (1RM) (ver Cap. 1, p.19).

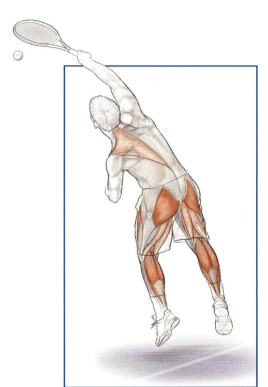

VARIAÇÃO

SALTO COM BARRA E ELEVAÇÃO DOS OMBROS

Use uma barra no lugar dos halteres. Pode ser mais fácil usar a barra, uma vez que os halteres exigem mais estabilização do corpo durante o exercício para que você possa controlá-los durante o salto.

AGACHAMENTO COM PESO ACIMA DA CABEÇA

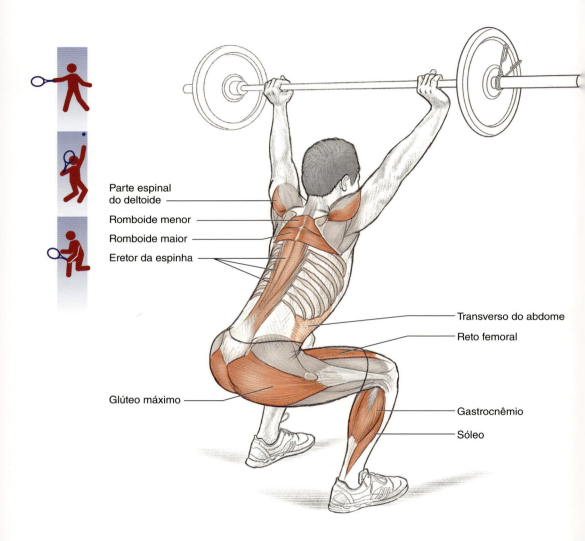

Execução

1. Empurre uma barra leve a partir de uma posição atrás ou na frente da cabeça para uma posição elevada. Os braços devem formar um ângulo de 45° com a barra, e as pernas devem estar afastadas aproximadamente na largura dos ombros. Contraia o *core* e o mantenha estável. Pressione as escápulas uma contra a outra.
2. Em um movimento lento e controlado, flexione os joelhos para que as coxas fiquem paralelas ao solo ou em maior flexão, se sua flexibilidade permitir uma boa postura. Certifique-se de que seus joelhos estejam alinhados e não ultrapassando os dedos dos pés, as costas neutras, o tórax aberto e a cabeça erguida, com os olhos direcionados para a frente.
3. Use as pernas para voltar à posição inicial enquanto expira. Continue olhando para a frente.

Músculos envolvidos

Primários: Glúteo máximo, reto femoral, romboide maior, romboide menor, parte espinal do deltoide, gastrocnêmio, sóleo
Secundários: Transverso do abdome, eretor da espinha

Enfoque no tênis

Este é um ótimo exercício para o corpo todo que requer equilíbrio e estabilidade no *core*, força nos braços e ombros e força e potência nas pernas. É também um bom exercício para melhorar a flexibilidade nos quadris, nas partes inferior e superior das costas e nos ombros. Ele é particularmente benéfico para melhorar o saque. Os movimentos de flexão e extensão dos joelhos imitam a ação do saque e ao mesmo tempo exercitam os músculos. O tronco tem que fornecer a estabilidade durante essa ação, enquanto o controle isométrico necessário para manter a barra acima da cabeça ajuda a fortalecer os músculos dos ombros.

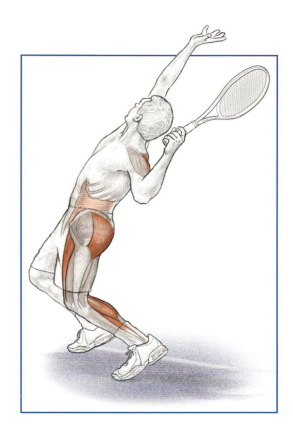

ARREMESSO DE *MEDICINE BALL* EM *FOREHAND*

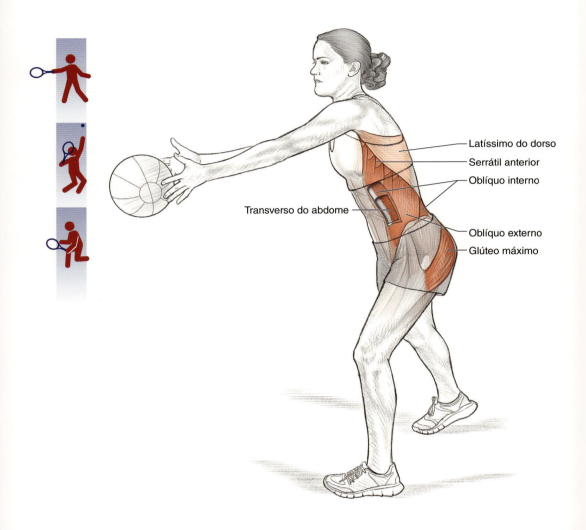

Execução

1. Fique em pé, segurando uma *medicine ball* de 2 a 3 kg com as duas mãos. Fique de frente para um parceiro ou uma parede, a uma distância de aproximadamente 3 m.
2. Dê um passo à frente para que seu corpo fique em uma posição lateral e arremesse a *medicine ball* para seu parceiro ou na parede, imitando um golpe de *forehand* em *square-stance*.
3. Repita por 30 segundos.

Músculos envolvidos

Primários: Serrátil anterior, oblíquo interno, oblíquo externo, transverso do abdome, glúteo máximo
Secundários: Latíssimo do dorso, eretor da espinha

Enfoque no tênis

O uso da *medicine ball* torna o treino de força muito específico para os golpes reais, neste caso o *forehand*. Os mesmos músculos ativados durante o *forehand* são ativados durante o arremesso de *medicine ball* em *forehand*. Este treinamento ajudará a propiciar um golpe explosivo enquanto aumenta a resistência muscular. Especificamente, os músculos rotacionais do quadril e do *core* – glúteo máximo, oblíquos, transverso do abdome e serrátil anterior – são desenvolvidos por meio do movimento pliométrico (ciclo de alongamento-encurtamento). Para a obtenção de melhores resultados, recomenda-se a execução desse movimento tanto na posição de *closed-stance* como na de *open-stance* (ver variação).

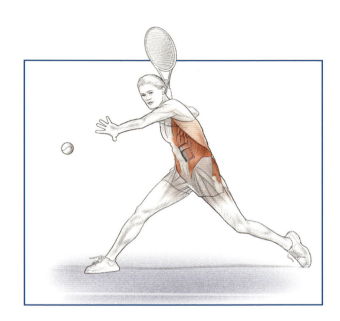

VARIAÇÃO

ARREMESSO DE *MEDICINE BALL* EM *FOREHAND* NA POSIÇÃO DE *OPEN-STANCE*

Em vez de dar um passo à frente com o pé esquerdo (para um jogador destro), fique na posição inicial e complete o arremesso a partir de uma postura virada para a frente. Este é um exercício mais avançado. Como as pernas e a transferência de peso para a frente não contribuem para o movimento, essa variação impõe mais sobrecarga aos músculos do *core*.

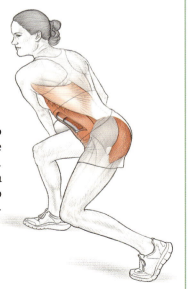

ARREMESSO DE *MEDICINE BALL* EM *BACKHAND*

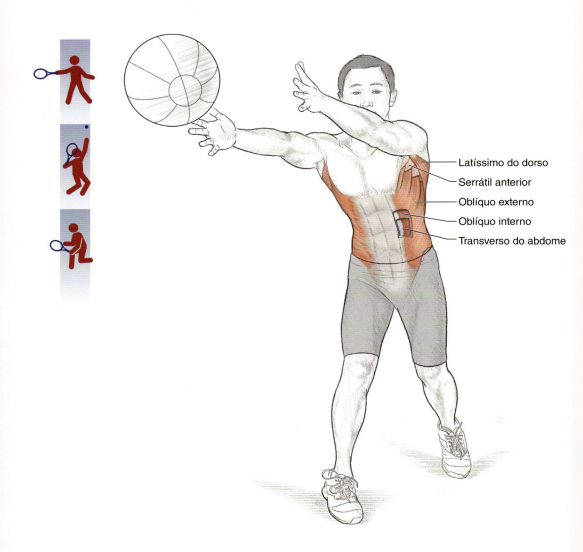

Execução

1. Fique em pé segurando uma *medicine ball* de 2 a 3 kg com as duas mãos. Fique de frente para um parceiro ou uma parede, a uma distância de aproximadamente 3 m.
2. Dê um passo à frente para que seu corpo fique posicionado lateralmente e arremesse a *medicine ball*, imitando o golpe de *backhand*.
3. Repita por 30 segundos.

Músculos envolvidos

Primários: Latíssimo do dorso, oblíquo interno, oblíquo externo, transverso do abdome, glúteo máximo
Secundários: Serrátil anterior, eretor da espinha

Enfoque no tênis

O arremesso de *medicine ball* em *backhand* imita bem o *backhand*, particularmente o *backhand* com as duas mãos, e usa os mesmos grupos musculares. O uso da *medicine ball* aumenta a atividade muscular do tronco, não somente adicionando resistência, mas também fazendo com que o jogador foque a estabilidade e o equilíbrio, ingredientes fundamentais para um *backhand* de sucesso. O arremesso de *medicine ball* usa os músculos das partes inferior e superior do corpo, enquanto foca o *core*. Esse movimento ajuda a desenvolver potência explosiva e estabilidade pelos músculos do *core*, que se transformam em mais potência para seus golpes de fundo de quadra.

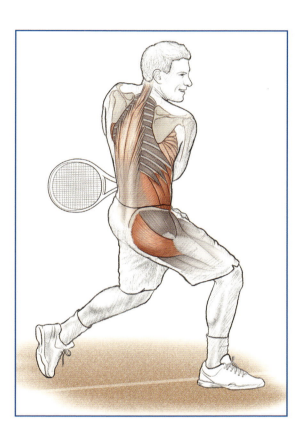

VARIAÇÃO
ARREMESSO DE *MEDICINE BALL* EM *BACKHAND* NA POSIÇÃO DE *OPEN-STANCE*

Em vez de dar um passo à frente com o pé direito (para um jogador destro), fique na posição inicial e complete o arremesso com uma postura virada para a frente. Este é um exercício mais avançado. Ele impõe mais sobrecarga aos músculos do *core*, uma vez que as pernas e a transferência de peso para a frente não contribuem para o movimento.

SAQUE COM ARREMESSO DE *MEDICINE BALL*

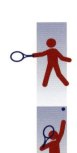

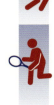
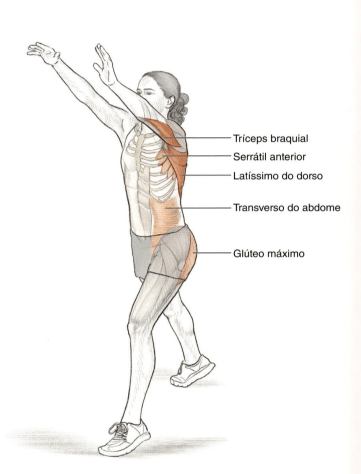

Tríceps braquial
Serrátil anterior
Latíssimo do dorso
Transverso do abdome
Glúteo máximo

Execução

1. Fique em pé segurando uma *medicine ball* de 2 a 3 kg sobre a cabeça, com as duas mãos. Seus pés devem ficar afastados na largura dos ombros e o *core* contraído e estável. Fique de frente para um parceiro ou para a parede, com aproximadamente 3 m de distância.
2. Arremesse a *medicine ball* a partir da posição das mãos acima da cabeça.
3. Repita por 30 segundos.

Músculos envolvidos

Primários: Latíssimo do dorso, tríceps braquial
Secundários: Transverso do abdome, serrátil anterior, eretor da espinha, glúteo máximo

Enfoque no tênis

Este é um ótimo exercício para o corpo todo com ênfase no *core*. Porém, ele ativa músculos da parte inferior do corpo, gerando forças de reação do solo que se movem para cima mediante cadeia cinética, por meio dos músculos do *core*, e são finalmente liberadas pelos membros superiores quando a *medicine ball* é arremessada. Como o saque é possivelmente o golpe mais importante do tênis, os músculos envolvidos neste exercício são de vital importância em um programa de treinamento abrangente.

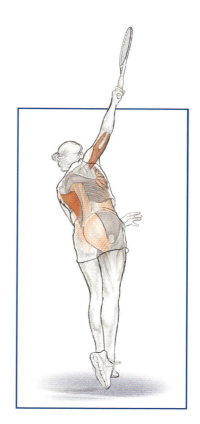

VARIAÇÃO

SAQUE COM ARREMESSO DE *MEDICINE BALL* NA POSIÇÃO DE *OPEN-STANCE*

Em vez de manter os pés afastados na largura dos ombros e firmes no chão, é possível executar este exercício dando um passo à frente. Dê o passo com a perna dianteira do saque (pé esquerdo para jogadores destros) para imitar o movimento de saque ainda mais e desenvolver a capacidade de transferir forças da perna de trás para a perna da frente. Isso também adiciona complexidade ao padrão do movimento.

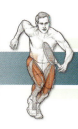

CAPÍTULO 9
EXERCÍCIOS DE MOVIMENTAÇÃO

Como todo bom tenista sabe, não importa quão bem você consiga bater na bola se não conseguir alcançá-la. Habilidades de movimentação apropriadas são de vital importância para o sucesso nas quadras de tênis. Esse esporte requer movimentação em todas as direções; pode ser preciso correr para a frente para alcançar uma deixada, voltar para trás para um *smash* ou se movimentar de um lado para o outro para alcançar *forehands* e *backhands* abertos. O sucesso no tênis se resume a ser capaz de realizar breves explosões de movimento em múltiplas direções, por um período de tempo prolongado. Tudo isso deve ser realizado enquanto se mantém equilíbrio e controle sobre seu corpo e se prepara os seus golpes. Os exercícios de movimentação descritos neste capítulo reproduzem padrões de movimento específicos para o tênis.

Anatomia da movimentação

Antes de qualquer golpe de tênis, com exceção do saque, é preciso estar em uma boa posição de expectativa (Fig. 9.1). Essa postura ajuda no seu equilíbrio e permite que você se mova com rapidez em qualquer direção. Na posição de expectativa, você estará na ponta dos pés, com os joelhos e quadris levemente flexionados e a raquete para fora, em frente ao corpo, com os cotovelos flexionados, porém relaxados. A posição de expectativa coloca seus músculos em alerta para que seja possível movimentar-se rapidamente para onde a bola for batida.

Um *split step* ajudará no preparo para a posição de expectativa, e deve ser executado antes de cada golpe durante um rali. Um *split step* é como a técnica de diminuição de peso que os esquiadores usam quando se viram. Ao flexionar os joelhos rapidamente, você tira o peso de seus pés por uma fração de segundo. Ao aterrissar, pode-se aumentar a força contra o solo, o que permite um impulso em qualquer direção.

Quando se espera uma bola longa, é natural querer virar levemente o pé, usando uma rotação lateral do quadril na direção da bola, enquanto ainda no ar. Seus dedos dos pés irão apontar na direção desejada, o que o ajudará a se mover lateralmente. O foco principal do movimento em todas as direções está na musculatura da parte inferior do corpo, com ênfase particular no glúteo máximo, glúteo médio, quadríceps femoral, gastrocnêmio e sóleo. Movimentos laterais e diagonais requerem um grande recrutamento tanto dos abdutores quanto dos adutores, além dos músculos supracitados.

Golpes de tênis e movimentação

Ficar em uma posição de expectativa apropriada ajuda com o equilíbrio e a postura e permite a contração dos músculos certos para ser capaz de se mover em qualquer direção. Uma vez que a posição de expectativa é necessária para se preparar para cada golpe de tênis durante um rali, o foco principal está em manter o centro de massa entre os pés, a base do suporte. O conceito de diminuição de peso pode ajudar bastante na execução das habilidades de movimentação do tênis. Diminuindo e aumentando rapidamente a força aplicada contra o solo é possível alcançar

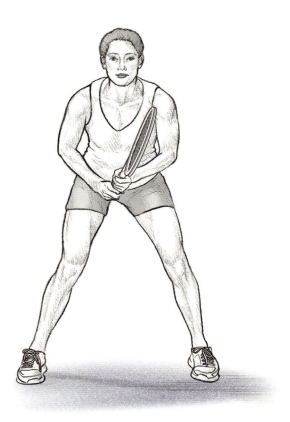

Figura 9.1 Posição de expectativa: joelhos e quadris levemente flexionados, raquete em frente ao corpo e cotovelos flexionados.

equilíbrio e, então, explodir para o próximo golpe em qualquer direção, de forma tão rápida e potente quanto for necessário. O fator mais importante é estar preparado para se mover em qualquer direção. De modo geral, é possível ter que correr vários quilômetros durante uma partida, mas ser capaz de acelerar, parar, recomeçar e mudar de direção é tão importante quanto. Além disso, à medida que melhorar, você aprenderá a reconhecer padrões específicos e também para onde seu oponente provavelmente baterá o próximo golpe. Isso é chamado de antecipação. Ser capaz de antecipar e reagir rapidamente a uma situação específica em quadra o ajudará a entrar em posição mais cedo para o próximo golpe, permitindo que este seja mais equilibrado e potente.

Diretrizes para os exercícios de movimentação

Ser capaz de se movimentar com desenvoltura em quadra é um grande fator para o sucesso no tênis. Não será possível bater na bola se não conseguir alcançá-la. Esse é um ponto de vista simplificado, mas existe muita verdade nisso. Recomendamos o trabalho com exercícios de movimentação diariamente. De fato, muitos dos exercícios deste capítulo podem ser executados com a raquete em mãos e podem até ser incorporados em suas sessões de troca de bola em quadra. A melhor maneira de incorporar os exercícios de movimentação é torná-los parte de cada sessão de treino em quadra. Eles podem ser adicionados em qualquer momento do treino de acordo com suas necessidades individuais. Em todos os exercícios de movimentação, deve-se focar no equilíbrio apropriado, no tempo de resposta rápido e na recuperação rápida. Procure manter-se leve em seus passos e use boa técnica. Caso dedique um tempo específico apenas para treinar os exercícios de movimentação, adicione de 15 a 30 minutos ao final de seu treino de tênis para trabalhar velocidade e agilidade a fim de focar na melhora das habilidades de movimentação quando estiver cansado.

DESLOCAMENTO LATERAL

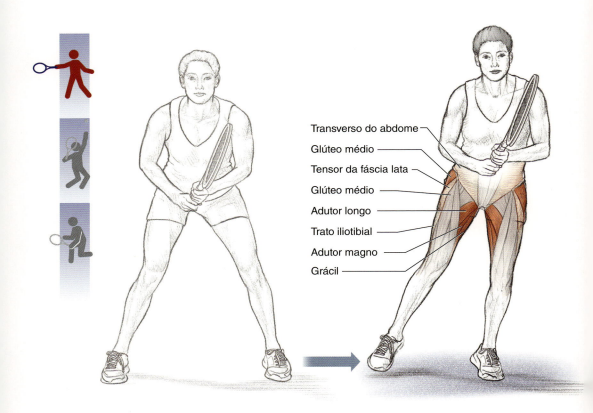

Transverso do abdome
Glúteo médio
Tensor da fáscia lata
Glúteo médio
Adutor longo
Trato iliotibial
Adutor magno
Grácil

Execução

1. Inicie em uma posição de expectativa, com os pés afastados na largura dos ombros, joelhos levemente flexionados e olhando para a frente. Fique na marca central da linha de fundo, com a raquete em sua mão dominante.
2. Enquanto mantém o centro de massa baixo e em equilíbrio, execute cinco passos laterais para a esquerda. Para executar o deslocamento, fique em posição de expectativa enquanto traz seus pés um para perto do outro e se move lateralmente, sem cruzá-los.
3. Depois de cinco passos para a esquerda, empurre a perna esquerda que está para fora e se desloque de volta para a marca central da linha de fundo.
4. Repita o movimento para a direita.

Músculos envolvidos

Primários: Adutor longo, adutor curto, adutor magno, grácil, glúteo médio, trato iliotibial
Secundários: Transverso do abdome, tensor da fáscia lata, glúteo máximo, glúteo mínimo

Enfoque no tênis

A movimentação lateral contribui em 60 a 80% de todos os movimentos do tênis. Assim, esse padrão de movimento é vital para o sucesso em quadra. Essa é a principal maneira com que os jogadores chegam na maioria dos golpes de fundo de quadra, sobretudo nas bolas neutras durante os ralis. Os abdutores e os adutores, juntamente com o glúteo médio, ajudam a manter um centro de massa baixo ao se deslocar lateralmente para entrar em posição a fim de realizar golpes de fundo de quadra bem equilibrados.

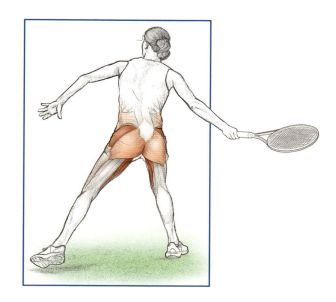

VARIAÇÃO

DESLOCAMENTO LATERAL COM SOBRECARGA

O mesmo padrão de movimento pode ser executado ao segurar uma *medicine ball* em frente ao corpo, na altura dos quadris. Para adicionar dificuldade, estenda os braços. Outra variação inclui usar um colete lastrado enquanto se desloca, o que aumenta a força necessária para executar esse padrão de movimento.

DESLOCAMENTO LATERAL CRUZADO

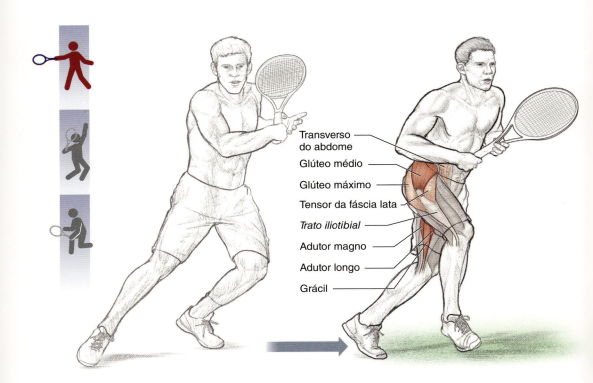

Execução

1. Comece em posição de expectativa, com os pés afastados na largura dos ombros, joelhos levemente flexionados e olhando para a frente. Fique na marca central da linha de fundo, com a raquete em sua mão dominante.
2. Empurre a perna direita e traga o pé direito para além do pé esquerdo. Dê um passo lateral para a esquerda, afastando ambos os pés ao mover o pé esquerdo que estava atrás do direito. Mantenha os joelhos levemente flexionados e os ombros para trás.
3. Repita o movimento para o lado direito da marca central da linha de fundo, certificando-se de que o primeiro passo após mudar de direção seja um passo cruzado.

Músculos envolvidos

Primários: Adutor longo, adutor curto, adutor magno, grácil, glúteo médio, trato iliotibial
Secundários: Transverso do abdome, tensor da fáscia lata, glúteo máximo e glúteo mínimo

Enfoque no tênis

O deslocamento lateral é o movimento mais comum ao longo da linha de fundo durante um rali. Com frequência, um passo cruzado é o primeiro passo feito quando um jogador muda de direção ao se mover por essa linha. É importante replicar esse movimento em treinamentos com a raquete em mãos. Ele ocorre com mais frequência quando o jogador tem pouca restrição de tempo e realiza sobretudo golpes neutros. Os abdutores e os adutores, juntamente com o glúteo médio, ajudam a manter o centro de massa baixo ao se deslocar lateralmente para entrar em posição para realizar um golpe de fundo de quadra bem equilibrado. A velocidade na qual o jogador se recupera de uma bola longa em geral separa os melhores jogadores dos medianos. Um passo cruzado, ou uma recuperação mais ágil, permite voltar a uma boa posição para o próximo golpe.

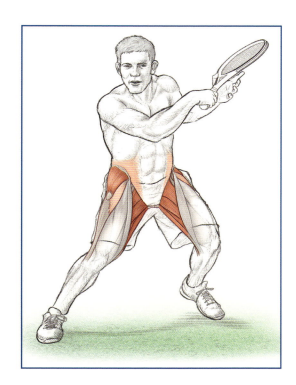

VARIAÇÃO

DESLOCAMENTO LATERAL CRUZADO COM SOBRECARGA

Pode-se executar o mesmo padrão de movimento segurando uma *medicine ball* em frente ao corpo, na altura dos quadris, ou pode-se usar um colete lastrado ao se deslocar. Isso aumenta a força necessária para executar o padrão de movimento.

RECUPERAÇÃO DE GOLPES DE FUNDO DE QUADRA

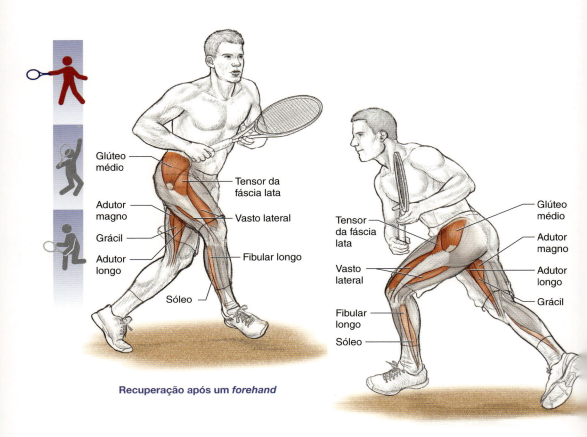

Recuperação após um *forehand*

Recuperação após um *backhand*

Execução para *forehand*

1. Comece em uma posição de expectativa na marca central da linha de fundo, com a raquete em sua mão dominante.
2. Enquanto mantém o centro de massa baixo e em equilíbrio, desloque-se para a direita com cinco passos laterais e execute um *forehand* completo.
3. Empurre a perna direita que está afastada e traga o pé direito à frente da sua perna esquerda para iniciar o movimento de recuperação para o centro da quadra. Uma vez que o pé direito aterrisse do lado esquerdo do seu corpo, continue se deslocando de volta para a posição inicial. Repita o movimento, mantendo boa postura e também boa técnica de golpe.

Execução para *backhand*

1. Execute o mesmo movimento para o outro lado, trabalhando o *backhand*. Comece em posição de expectativa na marca central da linha de fundo, com a raquete em sua mão dominante.
2. Enquanto mantém o centro de massa baixo e bem equilibrado, desloque-se para a esquerda com cinco passos laterais e execute um *backhand* completo.
3. Empurre a perna esquerda que está afastada e traga o pé esquerdo à frente da perna direita para iniciar o movimento de recuperação para o centro da quadra. Uma vez que seu pé esquerdo aterrisse do lado direito do seu corpo, continue se deslocando de volta à posição inicial. Repita o movimento, mantendo boa postura e também boa técnica de golpe.

Músculos envolvidos

Primários: Vasto lateral, ilíaco, psoas maior, glúteo médio, glúteo mínimo, adutor longo, adutor curto, adutor magno, grácil, tensor da fáscia lata

Secundários: Sóleo, fibular longo

Enfoque no tênis

Durante o passo de recuperação, os melhores tenistas diferenciam-se do restante no que diz respeito à movimentação. A habilidade de realizar um golpe potente e depois se recuperar para se posicionar de forma eficiente em quadra para executar o próximo golpe traz uma vantagem decisiva. Os músculos envolvidos neste movimento incluem os adutores, que ajudam a trazer sua perna na direção do corpo; os flexores do quadril; e os rotadores internos do quadril. É vital manter um centro de massa baixo, e a perna que estiver afastada empurrando contra o solo deve ser potente.

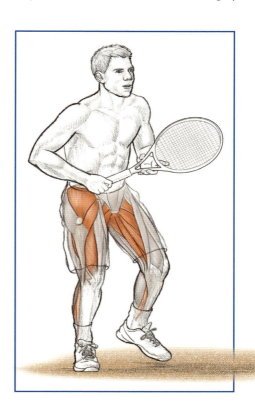

VARIAÇÃO
RECUPERAÇÃO DIAGONAL

A variação de recuperação diagonal desse exercício ajudará no desenvolvimento completo da movimentação no tênis. As variações diagonais – mover-se diagonalmente para a frente e diagonalmente para trás – simulam subir para uma bola curta aberta e voltar para uma bola profunda e aberta. Para a maioria dos movimentos, o passo de recuperação mais rápido é o cruzado frontal. Todavia, para uma bola curta aberta, pode-se querer usar um passo cruzado para trás se o seu objetivo for retornar ao centro da linha de fundo.

SPIDER DRILL

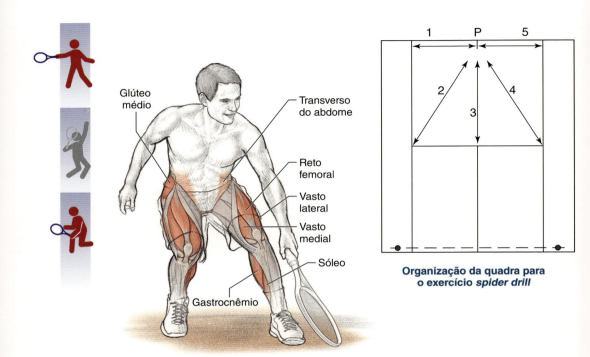

Organização da quadra para o exercício *spider drill*

Execução

1. Tipicamente, este exercício é cronometrado para velocidade. Comece em posição de expectativa na marca central da linha de fundo. É possível executá-lo com ou sem a raquete em sua mão. Corra da marca central da linha de fundo para o canto entre a linha de fundo e a linha lateral direita de simples. Toque o canto com seu pé. Retorne e toque a marca central.
2. Corra para o canto formado pela linha lateral direita de simples e a linha de saque. Toque o canto com seu pé. Retorne e toque a marca central.
3. Corra para o T. Toque o T com seu pé. Retorne e toque a marca central.
4. Corra para o canto formado pela linha lateral esquerda de simples com a linha de saque. Toque o canto com seu pé. Retorne e toque a marca central.
5. Corra para o canto formado pela linha de fundo e a linha lateral esquerda de simples. Toque o canto com seu pé. Retorne e toque a marca central.

Músculos envolvidos

Primários: Reto femoral, vasto lateral, vasto medial, vasto intermédio, bíceps femoral, semitendíneo, semimembranáceo, glúteo máximo, glúteo médio, gastrocnêmio, sóleo
Secundários: Transverso do abdome, eretor da espinha, multífido

Enfoque no tênis

De todos os exercícios que podem ser executados para melhorar as habilidades de movimentação, o *spider drill* talvez seja o mais específico para o tênis. Ele incorpora movimentação em todas as direções e as distâncias cobertas são as mesmas que ocorrem nos jogos reais. A natureza de paradas e partidas do exercício também imita situações que acontecem em uma partida de tênis. Os jogadores aprendem a manter o equilíbrio enquanto correm de um ponto para outro. Para tornar o exercício ainda mais específico para o tênis, execute-o com a raquete em mãos. Também é possível incorporar diferentes movimentos, como movimentação lateral, deslocamentos ou corrida para trás.

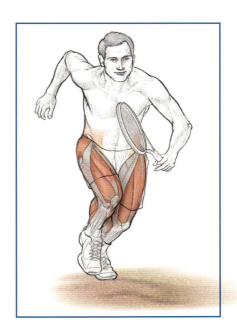

VARIAÇÃO
SPIDER DRILL COM COLETA DE BOLA

Execute o exercício como descrito, mas colete bolas de tênis em cada estação e retorne-as à marca central da linha de fundo. Além disso, caso não esteja cronometrando, simule a realização de um golpe quando chegar em cada estação. Realize *forehands* para o lado direito e *backhands* para o lado esquerdo, ou foque em um golpe a cada turno.

SPLIT STEP

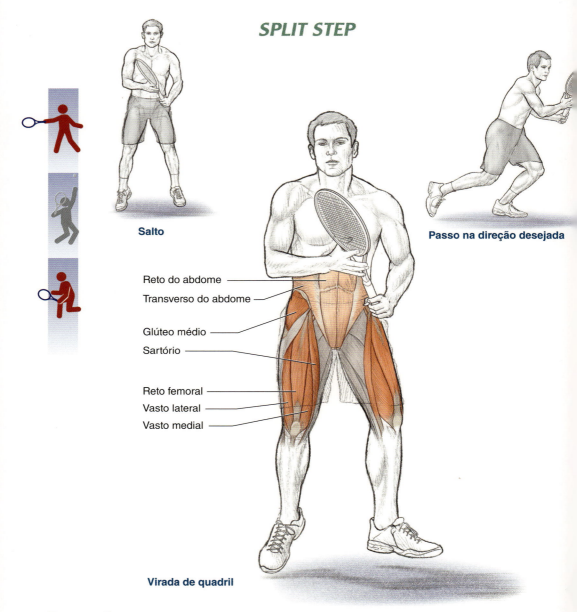

Execução

1. Comece em posição de expectativa, com os pés afastados na largura dos ombros, joelhos levemente flexionados e olhando para a frente. Fique na marca central da linha de fundo com a raquete em sua mão dominante.
2. Salte, mas não muito alto. No topo do salto e durante a descida, vire seu quadril na direção para a qual pretende se mover. Essa é uma técnica simples de retirada de peso no salto para cima e para baixo, com o pé mais próximo da bola virado levemente para fora.
3. Uma vez que aterrissar, dê três ou quatro passos em direção à posição final pretendida. Repita esse padrão de movimento para o outro lado.

Músculos envolvidos

Primários: Reto femoral, vasto lateral, vasto medial, vasto intermédio, bíceps femoral, semitendíneo, semimembranáceo, glúteo máximo, glúteo médio, sartório
Secundários: Transverso do abdome, ilíaco, psoas maior, reto do abdome

Enfoque no tênis

O *split step* é a mais importante habilidade de movimentação no tênis. Ele é necessário antes de cada golpe, exceto o saque. O *timing* do *split step* é vital para se posicionar de forma eficaz para seu próximo golpe. Durante o *split step*, os extensores do quadril contraem de forma concêntrica para elevá-lo do solo, os rotadores externos do quadril giram seu quadril e perna na direção que quer se movimentar uma vez que aterrisse, e os flexores do quadril trabalham de forma excêntrica durante a aterrissagem para absorver as forças, reduzindo o choque nas articulações.

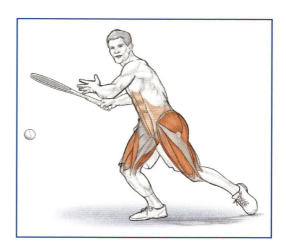

VARIAÇÃO
SPLIT STEP COM ESTÍMULO

Como movimento, o *split step* não é muito complexo, mas pode se tornar mais complexo quando um estímulo diferente for adicionado. Quando precisar responder a um golpe de seu oponente, o *timing* de seu *split step* é crucial. Tipicamente, o *split step* é iniciado quando o oponente começa o *forward swing* (fase de aceleração). Para melhorar o *timing* de seu *split step*, peça ao seu treinador ou parceiro para pingar a bola para que você reaja a ela, ou para lhe arremessar bolas para que você possa rebatê-las durante o exercício.

PASSADA LATERAL

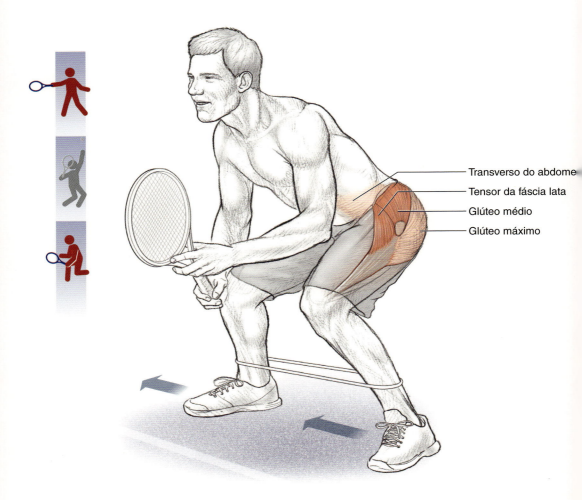

- Transverso do abdome
- Tensor da fáscia lata
- Glúteo médio
- Glúteo máximo

Execução

1. Coloque uma faixa elástica de baixa resistência ao redor de suas panturrilhas e coloque-se em posição de expectativa com os pés afastados na largura dos ombros, joelhos levemente flexionados e olhando para a frente. Segure uma raquete em sua mão dominante. Abaixe sua postura inicial para que suas coxas estejam paralelas ao solo e os joelhos flexionados em aproximadamente 90°.
2. Enquanto mantém a parte superior do corpo ereta e os joelhos em aproximadamente 90°, dê um pequeno passo com seu pé direito para a direita, seguido por um pequeno passo com seu pé esquerdo para a direita, retomando a posição de expectativa.
3. Repita esse movimento para a direita por 5 a 10 passos, e então execute o mesmo movimento para a esquerda por 5 a 10 passos.

Músculos envolvidos

Primários: Glúteo médio, glúteo mínimo, tensor da fáscia lata
Secundários: Glúteo máximo, ilíaco, psoas maior, transverso do abdome, eretor da espinha

Enfoque no tênis

Como a movimentação lateral é um aspecto muito importante do tênis, desenvolver força e estabilidade nos músculos menores não somente melhora sua habilidade de se movimentar, mas também ajuda a reduzir o risco de lesões de quadril, coxa e *core*. Além disso, muitos golpes de tênis e movimentações são executados enquanto o jogador está apoiado em uma perna só, o que requer grande estabilidade de uma única perna para transferir potência para os golpes e movimentações. A passada lateral é um dos melhores exercícios para melhorar a estabilidade em uma perna só, especialmente no glúteo médio, um dos mais importantes estabilizadores do quadril. A maioria dos jogadores que têm dificuldade em realizar golpes efetivos em posições muito afastadas ou profundas em geral tem glúteos médios fracos.

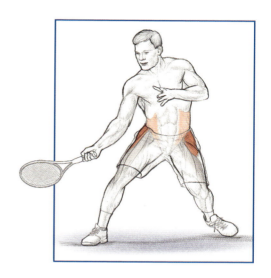

VARIAÇÃO
PASSADA DIAGONAL

Execute o exercício movendo-se na diagonal em vez de na lateral. Dê um passo à frente em um ângulo de aproximadamente 45°. A direção diagonal adiciona maior distância entre os passos, o que ativa os músculos envolvidos em movimentos vistos em geral em golpes de fundo de quadra em *semi-open-stances* e voleios baixos.

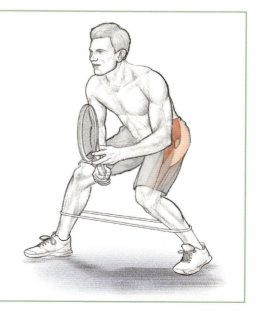

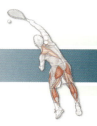

CAPÍTULO 10
LESÕES MAIS COMUNS NO TÊNIS

Jogadores de tênis de todos os níveis gostariam de melhorar seus desempenhos em quadra. Todavia, a prevenção de lesões é tão importante quanto essa melhora. Na realidade, o treino para melhorar o desempenho e o treino para prevenir lesões com frequência caminham lado a lado. Ainda que relativamente pouco importantes, as lesões podem ocorrer no tênis. Elas podem ser agudas, como uma torção de tornozelo, ou crônicas, como uma persistente dor no ombro. Em ambos os casos, muito pode ser feito para preveni-las, planejando e seguindo um programa de condicionamento apropriado, mas também utilizando o equipamento apropriado para o seu jogo.

Selecionando o equipamento correto

Para selecionar o equipamento correto para o seu jogo, recomendamos a consulta a um instrutor de tênis profissional. Ele o ajudará a escolher o tipo correto de raquete, baseado em altura, peso, distribuição de peso e material, assim como a determinar o tipo e a tensão das cordas de sua raquete.

Raquetes variam em rigidez, e uma raquete rígida, ainda que mais potente, pode causar potencialmente choque excessivo no impacto. Raquetes mais leves são mais fáceis de manipular, mas podem absorver menos o estresse do impacto. Uma raquete pesada pode ser mais difícil de manobrar, o que pode levar a golpes tardios. Um bom treinador ou professor pode ajudá-lo a escolher o equipamento correto, além de recomendar equipamento apropriado para jovens jogadores ou jogadores que não sejam tão fortes, dando tempo para que eles se adaptem de forma adequada a raquetes mais pesadas e maiores. Um benefício adicional em consultar-se com um instrutor profissional de tênis é que ter algumas aulas o ajudará a aprender a técnica apropriada dos golpes, o que também diminuirá o número de lesões.

Além de selecionar a raquete apropriada para seu tipo de jogo, tamanho e potência, considere o tipo de superfície em que prefere jogar. Quadras de saibro e de grama tendem em geral a impor menor estresse ao corpo do que as quadras de superfície dura, mas quadras de saibro podem requerer maior força e flexibilidade dos quadris e pernas por causa do deslizamento necessário para realizar os golpes. Fabricantes de calçados fabricam calçados específicos para cada superfície, que estão disponíveis na maioria das boas lojas de artigos esportivos e clubes de tênis. O segredo para selecionar um bom tênis é certificar-se de que o calçado propicie suporte lateral suficiente, além de amortecimento. Alguém com conhecimento em artigos esportivos ou um instrutor profissional de tênis devem ser capazes de aconselhá-lo quanto ao calçado apropriado para o seu jogo, tipo físico e superfície de quadra.

Finalmente, uma vez que o tênis é frequentemente jogado em ambientes quentes, certifique-se de usar roupas claras e largas. Um boné ou viseira irá protegê-lo do sol. Utilize protetor solar e hidrate-se de forma apropriada antes, durante e depois do jogo para prevenir muitos problemas e doenças relacionados com o calor.

Criando equilíbrio físico

O tênis é jogado de baixo para cima. A força contra o solo é criada e então transferida pelo corpo até a raquete. Esse sistema de transferência de força é chamado de ligação cinética ou cadeia cinética; cada segmento contribui sequencialmente para o resultado completo do golpe.

Uma vez que essas forças são transferidas a partir do solo, músculos, articulações, ligamentos e tendões, dos tornozelos até os punhos e dedos, são influenciados por quão bem ou quão mal essa transferência ocorre. Isso aponta de forma clara para a necessidade de equilibrar força e flexibilidade das partes superior e inferior do corpo. Tão importante quanto é o equilíbrio entre as partes posterior e anterior do corpo, tanto do lado direito como do esquerdo. Esse equilíbrio pode não ser fácil de desenvolver, porque o tênis tende a ser um esporte razoavelmente unilateral, no qual o lado dominante, sobretudo na parte superior, é usado de forma mais ativa. Além disso, em geral os músculos da parte superior do corpo tendem a trabalhar de maneira mais concêntrica na parte anterior do corpo e de maneira mais excêntrica na parte posterior durante os golpes de tênis. Um programa de condicionamento bem planejado pode dar assistência na superação de muitos desses potenciais desequilíbrios.

Pesquisas não mostram diferenças significativas em força e flexibilidade entre os lados direito e esquerdo da parte inferior do corpo. Isto é uma vantagem na prevenção e no tratamento de lesões da parte inferior do corpo. Algumas vezes, a perna de aterrissagem de um tenista no saque (a perna esquerda para um tenista destro) é mais forte por causa do aumento do número de aterrissagens em uma só perna como resultado dos saques.

Na parte superior do corpo, em geral diferenças de força e flexibilidade existem entre o lado dominante e o não dominante e a parte posterior e a anterior do corpo. Por causa da natureza do esporte, obter o equilíbrio verdadeiro entre a parte posterior e a anterior, ou direita e esquerda, é quase impossível, mas isso pode ser algo a ser trabalhado no treinamento e na reabilitação de lesões. Uma vez que o maior foco de um programa de condicionamento sólido deva ser trabalhar o equilíbrio muscular, considere consultar um especialista em força e condicionamento, para ajudar na prevenção de muitos tipos de lesões e permitir que alcance o máximo potencial de desempenho.

Prevenindo lesões no tênis

Uma revisão da incidência de lesões no tênis reportou que os índices de lesão são relativamente baixos. Para cada mil horas que um atleta está em quadra praticando ou competindo, é esperada a ocorrência de duas a vinte lesões. Isso significa que 0,002 a 0,02% do tempo de jogo resulta em lesões. (W. B. Kibler e M. Safran, 2005, "Tennis Injuries", *Medicine and Sport Science*, 48:120-137.) Comparado com outros esportes, é um índice muito baixo, mas as lesões ainda existem no tênis, e muitas delas são resultado de preparação e treinamento inadequados.

Lesões articulares são as mais comuns no tênis. O ponto crucial para a prevenção de lesões articulares é certificar-se de que os grupos musculares circundantes e os ligamentos e tendões associados sejam fortes e flexíveis. De novo, isso se relaciona à questão do equilíbrio. Claro que lesões agudas, como uma torção de tornozelo ou contusões causadas por colisões com cercas ou a rede, sempre podem acontecer, mas o treinamento apropriado pode ajudar a prevenir muitas lesões crônicas. Geralmente, lesões crônicas no tênis se enquadram na categoria de lesões por esforço repetitivo.

Muitos dos golpes de tênis são realizados repetidamente, que pode levar a lesões por uso excessivo (Tab. 10.1). Os tipos de lesão por esforços repetitivos mais comuns são no ombro, por realizar milhares de saques e golpes de fundo de quadra; no cotovelo, com frequência relacionado com técnica inapropriada ou equipamento; na parte inferior das costas e abdominais, por girar e torcer por períodos extensos e realizar golpes em *open-stance*; e nos joelhos e quadris, por causa da natureza de frenagens e acelerações do esporte. Além disso, as pernas e os pés podem ser castigados por causa do jogo regular em quadras duras e das frequentes mudanças de direção durante uma partida. As lesões mais comuns nas pernas e nos pés incluem estiramento de panturrilha, fraturas por estresse na tíbia e fascite plantar. Portanto, lesões no tênis podem ocorrer em todas as partes do corpo. Seguir os exercícios destacados nos capítulos anteriores pode ajudar a propiciar uma abordagem equilibrada de treinamento. O importante é fortalecer os músculos circundantes de cada articulação para ajudar a prevenir a maior parte das lesões. A Figura 10.1 ilustra os locais mais comuns de lesão em jogadores de tênis.

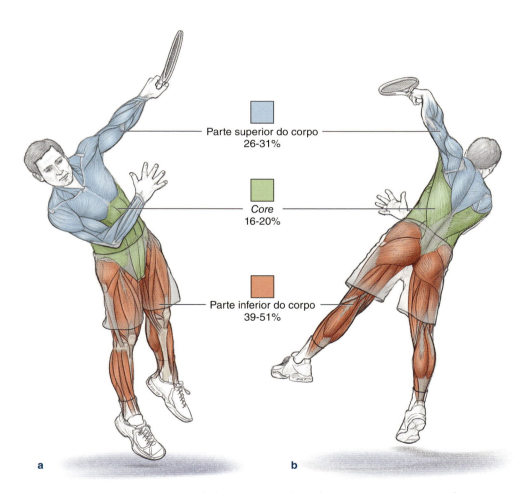

Figura 10.1 Locais mais comuns de lesões em jogadores de tênis: (*a*) região anterior do corpo; (*b*) região posterior do corpo.

Tabela 10.1 Lesões mais comuns por uso excessivo no tênis

Parte do corpo	Lesão	Sintomas	Causas	Prevenção e tratamento
Ombros	Impacto no manguito rotador	Dor durante movimentos acima da cabeça ou quando levanta sobrecarga elevada.	Fadiga muscular. Técnica inapropriada, especialmente durante movimentos acima da cabeça que pinçam o tendão do manguito rotador.	Utilize um programa apropriado de alongamento e fortalecimento que inclua exercícios deste capítulo. Jogue com técnica apropriada. Fortaleça os ombros e os músculos da parte superior das costas.
	Tendinite	Dor na região posterior do manguito rotador e área do tendão. Dor na parte anterior do ombro que pode estar relacionada à tendinite no tendão do bíceps.	Uso excessivo em função de estresse aplicado na articulação do ombro, geralmente durante a fase de finalização do *swing* de fundo de quadra e saque, resultando em microtrauma repetitivo para o tendão.	Os exercícios que previnem o impacto do manguito rotador também previnem tendinite.
Cotovelos	Epicondilite do cotovelo	Dor no lado externo do cotovelo (epicondilite lateral ou cotovelo de tenista). Dor no lado interno do cotovelo (epicondilite medial ou cotovelo de golfista). Epicondilite medial envolve os tendões que flexionam o punho em *forehands* e saques, e ocorre mais frequentemente em jogadores habilidosos.	Técnica de *backhand* inapropriada. Bater a bola atrasado em um *backhand*.	Faça aulas de tênis para certificar-se de ter uma técnica de golpe apropriada. Fortalecer os flexores e extensores do antebraço, usando sobrecarga leve. Alongar os flexores e extensores do antebraço.

(*continua*)

LESÕES MAIS COMUNS NO TÊNIS

Tabela 10.1 Lesões mais comuns por uso excessivo no tênis (*continuação*)

Parte do corpo	Lesão	Sintomas	Causas	Prevenção e tratamento
Punhos	Dor no punho	Dor no lado radial ou ulnar do punho. Dor durante desvio radial é menos comum em jogadores de tênis e, em geral, envolve o tendão do lado radial (polegar).	Dor no lado ulnar pode ser causada por desvio ulnar antes da aceleração do *backhand* com duas mãos. Técnica inapropriada. Raquete rígida. Empunhadura extrema. Golpes potentes.	Os exercícios que previnem lesões de cotovelo também previnem lesões de punho.
Parte inferior das costas	Estiramento da parte inferior das costas	Dor na parte inferior das costas por conta de lesão aguda proveniente de movimento repentino inesperado ou uso excessivo em uma partida longa ou série de partidas longas com muitas paradas e recomeços.	Força de tronco inadequada para lidar com a alta demanda de rotação de tronco, especialmente durante golpes de fundo de quadra com *open-stance*.	Alongamento e fortalecimento apropriados dos músculos da parte inferior das costas, posteriores da coxa e rotadores profundos do quadril.
Abdominais	Estiramento abdominal ou puxada no músculo abdominal	Dor no *core*, especialmente ao rebater bolas altas e esticando-se em golpes abertos.	Aumento da demanda de rotação do tronco durante golpes de fundo de quadra com *open-stance*. Saques em alta velocidade.	Exercícios que fortaleçam os músculos abdominais, músculos inferiores das costas e oblíquos.
Joelhos	Dor nos joelhos	Irritação ou dor atrás ou perto da patela.	Falta de força ou suporte dos músculos que circundam os joelhos. Sem esse suporte muscular, a patela não deslizará apropriadamente na fossa intercondilar do fêmur.	Joelheiras podem ajudar a dar suporte aos joelhos, mas fortalecer o quadríceps femoral e aumentar sua amplitude de movimentação é mais benéfico. Evitar exercícios que requeiram mais que 90° de flexão, tais como agachamentos profundos.

(*continua*)

186 ANATOMIA DO TÊNIS

Tabela 10.1 Lesões mais comuns por uso excessivo no tênis (*continuação*)

Parte do corpo	Lesão	Sintomas	Causas	Prevenção e tratamento
Quadril	Estiramento dos flexores do quadril	Dificuldade na movimentação em quadra. Dor ou desconforto no quadril.	Golpes de fundo de quadra com *open-stance*. Mudanças frequentes de direção. Rigidez nos posteriores da coxa e quadríceps femoral.	Desenvolver boa flexibilidade de quadril. Fortalecer e alongar posteriores da coxa, quadríceps femoral e parte inferior das costas. Alongar-se diariamente.
Pernas	Estiramento do músculo da panturrilha ou perna de tenista	Dor no lado medial do gastrocnêmio, como se alguém o tivesse atingido com a bola.	Uso excessivo. Aterrissagem frequente no antepé.	Alongamento e fortalecimento do gastrocnêmio e do sóleo. Depois de uma lesão desse tipo, não se apresse em volta a jogar. Essa lesão tende a ocorrer novamente se não for permitida uma consolidação apropriada.
	Fratura por estresse na tíbia	Dor na parte anterior da perna, ao longo da tíbia.	Inflamação crônica do tecido fibroso que recobre os músculos ou o osso da perna. Troca de superfícies de quadra. Pronação significativa. Frequentemente vista em jovens jogadores que estão no estirão de crescimento.	Descanso. Evitar atividades que causem dor. Alongar e fortalecer o músculo. Órteses podem ajudar na reabilitação e podem prevenir que a condição ocorra novamente.
Pés	Fascite plantar	Dor na planta do pé, em frente ao calcanhar, normalmente maior quando o peso corporal é apoiado no pé e ao se levantar pela primeira vez de manhã. Extensão dos dedos dos pés e elevação na ponta dos pés causam forte dor.	Não esclarecidas, mas pode ter relação com a fase de flexão máxima dos joelhos no golpes; durante a flexão plantar, os dedos dos pés são forçados em hiperextensão, o que coloca um alongamento máximo na fáscia plantar.	Alongar e usar órteses para reabilitação. Repouso imediatamente depois de ser lesionado ou sentir dor. Usar tornozeleiras para amortecer o calcanhar durante a aterrissagem na ponta dos pés.

No restante deste capítulo, são destacados alguns dos mais relevantes exercícios e alongamentos para prevenir lesões comuns no tênis. Execute os exercícios de força relacionados à prevenção de lesões em dias alternados para dar ao seu corpo um descanso entre eles. Exercícios de flexibilidade devem ser executados diariamente quando sua agenda permitir. Como eles são mais benéficos quando os músculos estão aquecidos, considere trabalhar a flexibilidade depois de uma sessão de treino ou uma partida.

ALONGAMENTO DA PANTURRILHA

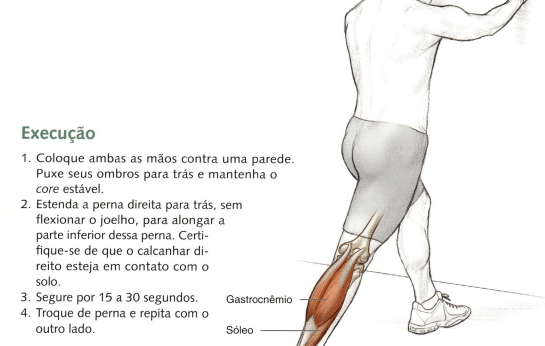

Execução

1. Coloque ambas as mãos contra uma parede. Puxe seus ombros para trás e mantenha o *core* estável.
2. Estenda a perna direita para trás, sem flexionar o joelho, para alongar a parte inferior dessa perna. Certifique-se de que o calcanhar direito esteja em contato com o solo.
3. Segure por 15 a 30 segundos.
4. Troque de perna e repita com o outro lado.

Músculos envolvidos

Primários: Gastrocnêmio, sóleo
Secundário: Poplíteo

Enfoque no tênis

Muitos tenistas sentem dor ou desconforto na panturrilha. Em muitos casos, falta de amplitude de movimento apropriada contribui para lesões na parte inferior da perna. Falta de amplitude de movimento também pode limitar o desempenho em quadra, uma vez que os dois maiores músculos da perna – o gastrocnêmio e o sóleo – são a primeira parada da cadeia cinética que parte do solo até o objetivo final de enviar potência para a bola. Dor ou sensação de tensão na panturrilha em geral são mais frequentes se o jogador joga a maior parte do tempo em quadra dura. Também é comum para jogadores reclamarem de dor na panturrilha quando eles transitam de jogos em quadras de saibro ou grama para jogos em quadra dura.

EQUILÍBRIO EM PÉ NA PLATAFORMA

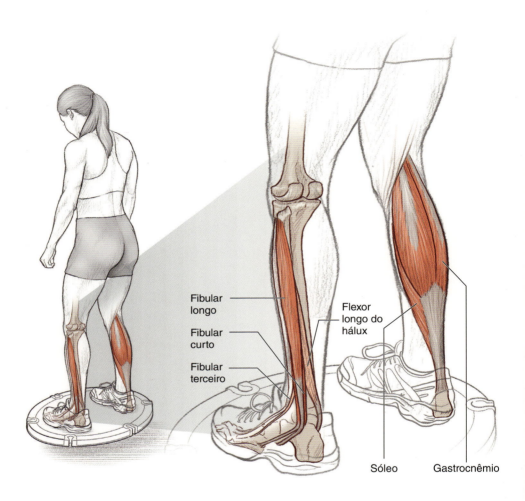

Execução

1. Fique em pé lentamente na plataforma de equilíbrio. Mantenha os joelhos afastados na largura dos ombros, seu *core* contraído e suas escápulas para trás.
2. Tente manter seu equilíbrio sem se mover.
3. Mantenha a posição por 30 a 60 segundos.

Músculos envolvidos

Primários: Fibular longo, fibular curto, gastrocnêmio, sóleo
Secundários: Flexor longo do hálux, tibial anterior, fibular terceiro

Enfoque no tênis

Este exercício ajuda a desenvolver a propriocepção, ou consciência corporal, na parte inferior do corpo e pode melhorar de forma direta o equilíbrio do jogador de tênis. Equilíbrio é importante em quadra porque a maioria dos golpes e movimentos são tradicionalmente feitos em ambientes instáveis, tais como a posição em uma só perna. Quanto maior a consciência corporal do atleta, mais ele pode transferir seu peso para os golpes, resultando em bolas com maior velocidade. Essa maior consciência corporal também é benéfica por limitar potencialmente a probabilidade de lesões, sobretudo na parte inferior do corpo.

VARIAÇÃO
EQUILÍBRIO EM PÉ EM OUTRAS SUPERFÍCIES INSTÁVEIS

Há muitas variações deste exercício. Pode-se executar o mesmo exercício em um só pé, enquanto segura uma *medicine ball* ou um halter, ou mesmo estando com os olhos vendados. Todas essas variações aumentam a dificuldade e são bons exercícios progressivos para melhorar a propriocepção e o equilíbrio para os jogadores de tênis.

ANDAR COM A LATERAL DO TORNOZELO

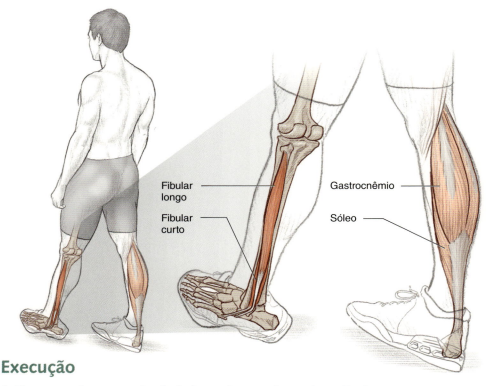

Execução

1. Fique em pé com os pés afastados na largura dos ombros. Desloque seu peso para que se equilibre nas laterais dos seus pés.
2. Dê um passo à frente com a lateral de seu pé esquerdo, seguido por um passo com a lateral de seu pé direito.
3. Repita, alternando os passos, até que tenha dado cinco passos com cada pé.

Músculos envolvidos

Primários: Fibular longo, fibular curto
Secundários: Gastrocnêmio, sóleo

Enfoque no tênis

Lesões de tornozelo ocorrem no tênis por causa das mudanças rápidas de direção e das grandes forças que as articulações do tornozelo suportam durantes os jogos. Andar com a lateral dos tornozelos é uma boa maneira de fortalecer os músculos, ligamentos e tendões dos tornozelos. Fortalecer essas estruturas pode ajudar a prevenir uma torção por inversão, a lesão mais comum de tornozelos que acontece durante os jogos. Esse tipo de torção acontece quando o tornozelo rola sobre o aspecto externo ou a lateral do pé. O dano mais típico ocorre no ligamento talofibular; em torções mais severas, o ligamento calcaneofibular também pode ser lesado. Torções de tornozelo são lesões agudas que acontecem em geral quando o jogador está correndo por uma bola longa ou quando ele faz uma mudança de direção rápida de forma ríspida. Uma rotina que inclua andar com a lateral dos tornozelos pode ajudar a fortalecê-los, o que deve ajudar a contrabalancear a ocorrência de lesões nessa articulação.

ANDAR SOBRE OS CALCANHARES

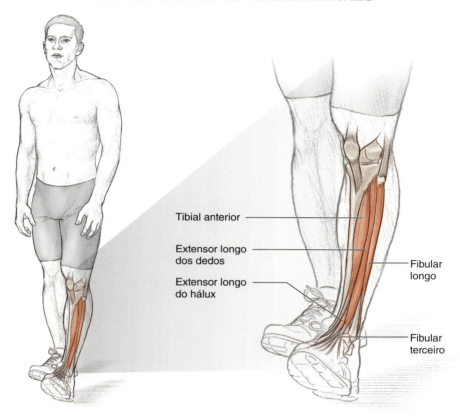

Execução

1. Fique em pé com os pés afastados na largura dos ombros.
2. Dê um passo à frente com o calcanhar do seu pé esquerdo, dedos dos pés fora do solo e apontados para cima. Dê um passo à frente com seu calcanhar do pé direito, dedos fora do solo e apontados para cima.
3. Repita, alternando os pés, até que tenha dado cinco passos com cada um dos pés.

Músculos envolvidos

Primários: Tibial anterior, extensor longo dos dedos, extensor longo do hálux, fibular longo, fibular terceiro

Enfoque no tênis

Andar sobre os calcanhares desenvolve força nos músculos, ligamentos e tendões que circundam o tornozelo. Todavia, o maior benefício de andar sobre os calcanhares é que isso fortalece o músculo tibial anterior, que ajuda a limitar a ocorrência de fraturas por estresse e dores relacionadas à tíbia. Este é um exercício de vital importância, especialmente para jogadores de tênis que tenham força limitada no tornozelo e sintam dor relacionada à tíbia.

ALONGAMENTO DOS FLEXORES DO QUADRIL EM GENUFLEXÃO

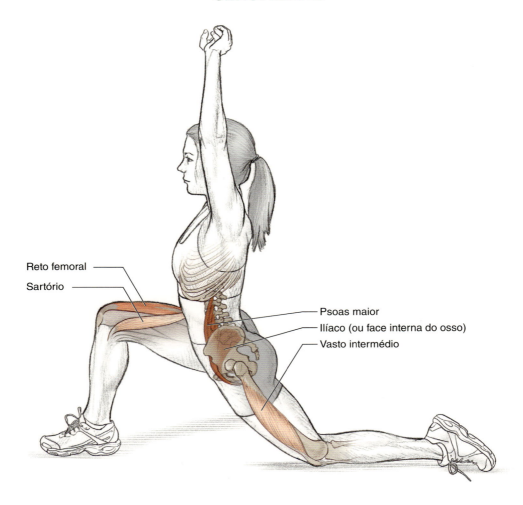

Execução

1. Ajoelhe-se com seu joelho esquerdo no chão (em uma almofada, uma toalha ou em uma esteira para reduzir a pressão no seu joelho). Dê um passo para a frente com o pé direito e realize um afundo para que seu joelho direito seja flexionado a um ângulo de 90°. Estenda seus braços acima da cabeça, mantendo os cotovelos estendidos e suas mãos se tocando.
2. Lentamente, empurre o quadril esquerdo para a frente, a fim de aumentar o alongamento do flexor esquerdo do quadril. Certifique-se de que seu joelho direito não se estenda sobre seu pé direito.
3. Mantenha o alongamento por 15 a 30 segundos.
4. Repita o alongamento com a perna oposta.

Músculos envolvidos

Primários: Ilíaco, psoas maior, reto femoral
Secundários: Vasto intermédio, sartório

Enfoque no tênis

Os músculos flexores do quadril de um jogador de tênis estão continuamente sob estresse. Ótimos movimentos do tênis requerem que o jogador esteja em posição de expectativa baixa tanto durante o movimento como durante a maioria dos golpes. Ainda que a postura baixa seja ideal para movimentos mais rápidos e grandes transferências de peso durante os golpes de fundo de quadra e voleios (o que é ótimo), isso também encurta os músculos flexores do quadril (o que é péssimo). Isso pode levar à lesão e redução de amplitude de movimento, limitando o desempenho. O alongamento do flexor do quadril na posição ajoelhada pode ajudar a aumentar ou pelo menos manter o comprimento dos flexores do quadril, o que melhora a movimentação em quadra e também reduz lesões relacionadas ao quadril e ao *core*.

MASSAGEM COM BOLA DE TÊNIS

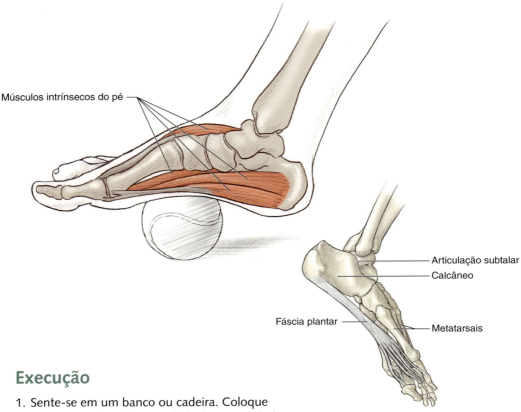

Parte inferior do pé, mostrando a fáscia plantar

Execução

1. Sente-se em um banco ou cadeira. Coloque seu pé descalço sobre uma bola de tênis. A bola de tênis fica embaixo da parte central do pé.
2. Lentamente, mova seu pé para a frente, para trás e de maneira circular para massagear a base de seu pé por 30 segundos, ou até sentir que sua dor ou rigidez tenha sido aliviada.
3. Troque o pé e repita o processo com o outro.

Músculos envolvidos

Primários: Músculos intrínsecos dos pés

Enfoque no tênis

A massagem com a bola de tênis não é tanto um exercício, mas sim uma técnica de recuperação. Isso manterá a base dos seus pés relaxada e reduzirá a rigidez que pode ser causada por excessivo contato com o solo e mudanças de direção frequentes durante os treinos de tênis e competições. Essa também é uma boa técnica para reduzir rigidez do calcanhar e da parte central do pé e pode aliviar a dor causada pela fascite plantar. A fáscia plantar é uma tira espessa e fibrosa de tecido conjuntivo que se origina na base da superfície do calcâneo (osso do calcanhar) e se estende ao longo da sola até os dedos dos pés.

ALONGAMENTO DEITADO PUXANDO O JOELHO EM DIREÇÃO AO TÓRAX

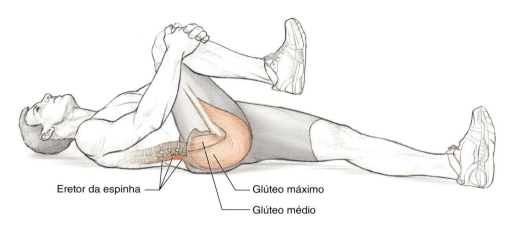

Eretor da espinha
Glúteo máximo
Glúteo médio

Execução

1. Deite-se em posição supina sobre um colchonete ou sobre o solo. Relaxe seus ombros. Estenda completamente seus pernas e pés, apontando os dedos dos pés para cima.
2. Com ambas as mãos, segure sua perna direita um pouco abaixo do joelho. Puxe sua perna direita em direção ao seu tórax, flexionando seu joelho.
3. Mantenha o alongamento por 15 a 30 segundos.
4. Retorne à posição inicial e troque de perna. Repita o alongamento com a perna oposta.

Músculos envolvidos

Primários: Eretor da espinha, multífido
Secundários: Glúteo máximo, glúteo médio

Enfoque no tênis

Em jogadores de tênis, a parte inferior das costas é uma das áreas mais lesionadas de todo o corpo. Ainda que muitos fatores possam levar à lesão, um fator de predisposição é a falta de flexibilidade na parte inferior das costas. O alongamento deitado puxando o joelho em direção ao tórax é um ótimo exercício para aumentar a flexibilidade da parte inferior das costas. Um programa de fortalecimento estruturado pode diminuir enormemente as chances de lesões na parte inferior das costas no futuro. Os exercícios dos Capítulos 5 e 6 também fortalecem os músculos das costas e do *core*.

ALONGAMENTO DOS POSTERIORES DA COXA DEITADO

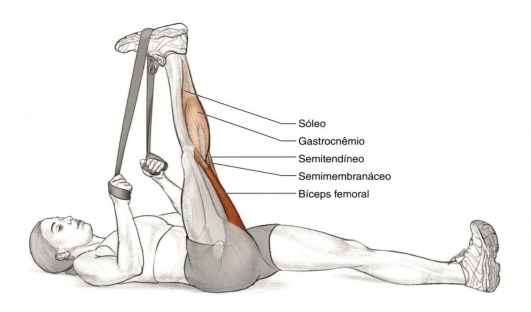

Execução

1. Deite-se em posição supina com os ombros no chão e as pernas estendidas, dedos dos pés apontando para cima. Coloque uma faixa elástica, uma corda ou uma toalha em volta de seu pé direito.
2. Puxe as pontas da faixa elástica para levantar a perna direita estendida.
3. Mantenha o alongamento no ponto máximo por 15 a 30 segundos.
4. Retorne à posição inicial e troque de perna. Repita o alongamento com a perna oposta.

Músculos envolvidos

Primários: Bíceps femoral, semitendíneo, semimembranáceo
Secundários: Poplíteo, gastrocnêmio, sóleo

Enfoque no tênis

Os posteriores da coxa (bíceps femoral, semitendíneo e semimembranáceo) têm papel de destaque na extensão de quadril durante a movimentação em quadra e estão altamente envolvidos na desaceleração de movimentos durante as mudanças de direção. O grupo dos posteriores da coxa é uma das áreas mais tradicionalmente rígidas em jogadores de tênis. Existe uma relação entre a rigidez dos posteriores da coxa e a dor na parte inferior das costas. Aumentar a flexibilidade dos posteriores da coxa reduzirá a chance de lesão na parte inferior das costas e melhorará a movimentação em quadra.

ALONGAMENTO DA REGIÃO GLÚTEA

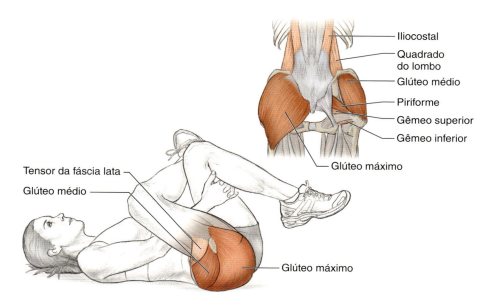

Execução

1. Deite-se em posição supina sobre o solo. Coloque seu osso maléolo direito (o osso do lado de fora do tornozelo) sobre o quadríceps femoral, exatamente acima do joelho esquerdo.
2. Coloque sua mão direita entre suas pernas e sua mão esquerda em volta de sua perna esquerda.
3. Com ambas as mãos, puxe a perna esquerda em direção ao tronco para aumentar o alongamento dos posteriores da coxa.
4. Mantenha por 15 a 30 segundos.
5. Retorne à posição inicial e troque de perna. Repita o alongamento com a perna oposta.

Músculos envolvidos

Primários: Glúteo máximo, piriforme, glúteo médio
Secundários: Iliocostal, quadrado do lombo, gêmeo superior, gêmeo inferior, tensor da fáscia lata, sartório

Enfoque no tênis

Os músculos principais da região posterior de um atleta ficam sob muito estresse durante o jogo de tênis por causa da necessidade de transferência de peso nos golpes de tênis e da manutenção do centro de massa baixo durante os movimentos. Esses músculos são requisitados para estar em uma posição encurtada e rígida durante todo o treinamento e as partidas. Assim, é importante manter um ótimo alongamento desses músculos, que permitirão uma rotação completa nos quadris e uma efetiva transferência de peso do solo, por meio da cadeia cinética e, finalmente, uma transferência de energia para a bola.

ALONGAMENTO DOS EXTENSORES DO ANTEBRAÇO

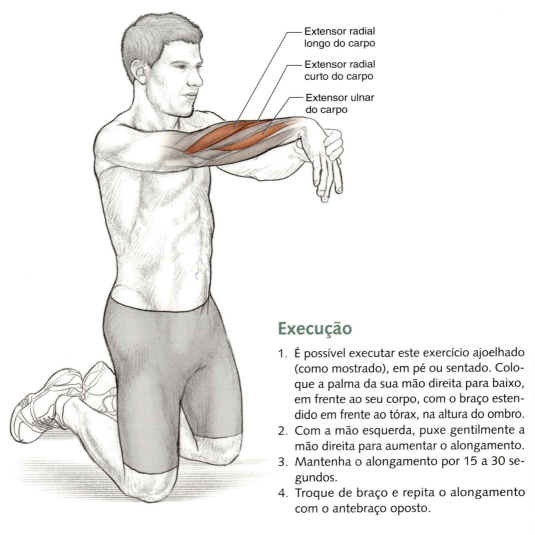

Execução

1. É possível executar este exercício ajoelhado (como mostrado), em pé ou sentado. Coloque a palma da sua mão direita para baixo, em frente ao seu corpo, com o braço estendido em frente ao tórax, na altura do ombro.
2. Com a mão esquerda, puxe gentilmente a mão direita para aumentar o alongamento.
3. Mantenha o alongamento por 15 a 30 segundos.
4. Troque de braço e repita o alongamento com o antebraço oposto.

Músculos envolvidos

Primários: Extensor ulnar do carpo, extensor radial longo do carpo, extensor radial curto do carpo

Enfoque no tênis

Flexibilidade dos extensores do antebraço é de vital importância na maioria dos golpes de tênis, mas influencia diretamente na qualidade do *backswing* (fase de preparação) no *backhand* de fundo de quadra. Quanto maior a amplitude funcional de movimento, maior a capacidade de energia potencial armazenada que pode ser liberada durante o estágio de aceleração do golpe de fundo de quadra.

ALONGAMENTO DOS FLEXORES DO ANTEBRAÇO

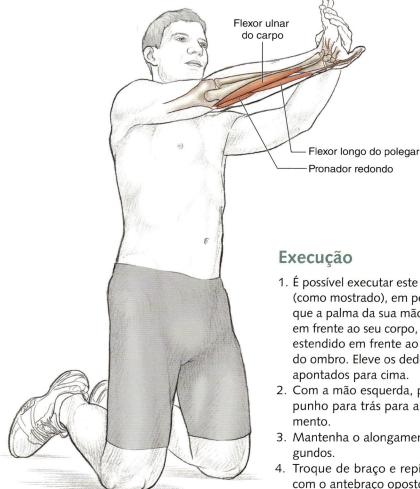

Execução

1. É possível executar este exercício ajoelhado (como mostrado), em pé ou sentado. Coloque a palma da sua mão direita para baixo, em frente ao seu corpo, com o braço direito estendido em frente ao seu tórax na altura do ombro. Eleve os dedos para que fiquem apontados para cima.
2. Com a mão esquerda, puxe gentilmente o punho para trás para aumentar o alongamento.
3. Mantenha o alongamento por 15 a 30 segundos.
4. Troque de braço e repita o alongamento com o antebraço oposto.

Músculos envolvidos

Primários: Flexor ulnar do carpo, flexor longo do polegar, pronador redondo

Enfoque no tênis

A importância da flexibilidade apropriada dos flexores do antebraço não pode ser subestimada. Flexibilidade apropriada do antebraço é vital para mecanismos de golpe eficientes, porque esta área é uma dos últimos segmentos do corpo para a transferência de energia para a bola no contato. Um atleta com baixa flexibilidade irá experimentar mecanismos de golpe limitados causados pela amplitude de movimento insuficiente, causando uma redução da produção de potência e no desempenho em quadra. Além disso, uma baixa amplitude de movimento pode predispor um atleta a problemas no braço e no ombro, que podem levar à lesões.

ROTAÇÃO LATERAL COM RETRAÇÃO DOS OMBROS

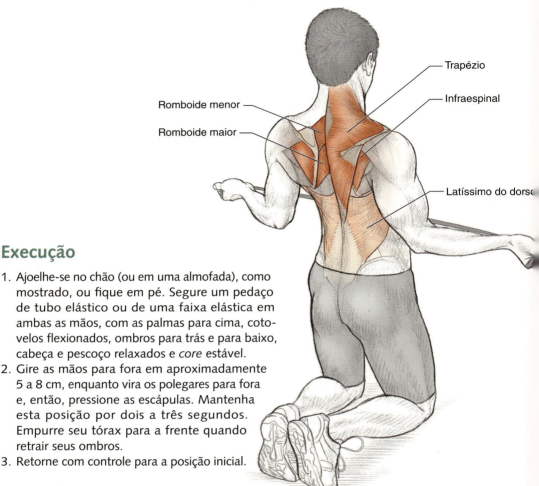

Execução

1. Ajoelhe-se no chão (ou em uma almofada), como mostrado, ou fique em pé. Segure um pedaço de tubo elástico ou de uma faixa elástica em ambas as mãos, com as palmas para cima, cotovelos flexionados, ombros para trás e para baixo, cabeça e pescoço relaxados e *core* estável.
2. Gire as mãos para fora em aproximadamente 5 a 8 cm, enquanto vira os polegares para fora e, então, pressione as escápulas. Mantenha esta posição por dois a três segundos. Empurre seu tórax para a frente quando retrair seus ombros.
3. Retorne com controle para a posição inicial.

Músculos envolvidos

Primários: Trapézio, infraespinal, romboide maior, romboide menor
Secundários: Latíssimo do dorso

Enfoque no tênis

Como muitas lesões por uso excessivo ocorrem na articulação do ombro, é importante fortalecer o manguito rotador tão bem quanto os estabilizadores das escápulas. Esses músculos frequentemente trabalham de forma excêntrica, em particular durante o *follow-through* do saque e *forehands*. Este exercício irá melhorar a integridade da região do ombro, trabalhando os músculos em direção oposta à função que eles têm no tênis, que é concêntrica. Além disso, este exercício em particular irá ajudar a alcançar uma postura apropriada, que também é uma preocupação para muitos jogadores de tênis por causa da natureza repetitiva do esporte.

ÍNDICE DE EXERCÍCIOS

Ombros

Elevação frontal 28
Elevação lateral 30
Crucifixo invertido com os cotovelos flexionados 32
Retração escapular do cotovelo para o quadril 34
Rotação lateral 36
Rotação lateral com abdução 90/90 38
Rotação medial com abdução 90/90 40
Remada baixa 42

Braços e punhos

Tríceps com polia alta, mãos em pronação 50
Extensão dos antebraços no banco 52
Extensão do tríceps acima da cabeça na polia alta 54
Rosca martelo 56
Flexão de punho em pronação 58
Flexão de punho em supinação 60
Supinação do antebraço 62
Pronação do antebraço 64

Tórax

Flexão de braços 70
Chest press alternado com tubo elástico 72
Supino reto 74
Supino inclinado 76
Arremesso de *medicine ball* 78
Crucifixo 80

Costas

Puxada com pegada aberta 86
Puxada em rotação 88
Remada sentada 90
Crucifixo inverso 92
Remada inclinada 94
Levantamento terra 96

Core e tronco

Abdominal 102

Abdominal com rotação 104

Toque nos dedos dos pés 106

Prancha. 108

Rotação russa 110

Nadador 112

Anjo de bruços 114

Super-homem deitado. 116

Membros inferiores

Agachamento 124

Levantamento terra romeno 126

Posteriores na ponte 128

Afundo em progressão 130

Afundo lateral. 132

Afundo de 45° 134

Afundo cruzado 136

Salto na caixa 138

Salto em profundidade 140

Levantamento de panturrilha 142

Fortalecimento rotacional

Rotação do tronco na polia alta. 148

Rotação do tronco na polia baixa 150

Arranque unilateral rotacional com halter 152

Salto com halter e elevação dos ombros 154

Agachamento com peso acima da cabeça. 156

Arremesso de *medicine ball* em *forehand* 158

Arremesso de *medicine ball* em *backhand* 160

Saque com arremesso de *medicine ball*. 162